血液内科诊疗常规

（2019年版）

路 瑾 主 编
北京医师协会 组织编写

中国健康传媒集团
中国医药科技出版社

内 容 提 要

本书是一本关于临床血液内科医师日常工作的指导用书，根据原卫生部《医师定期考核管理办法》的要求，由北京医师协会组织全市血液内科专家、学科带头人及中青年业务骨干共同编写而成，介绍了血液内科医师日常工作的基本知识和技能。体例清晰、明确，内容具有基础性、专业性、指导性及可操作等特点，既是血液内科医师应知应会的基本知识和技能的指导用书，也是北京市血液内科领域执业医师“定期考核”业务水平的唯一指定用书。本书适合血液内科执业医师、在校师生参考学习。

图书在版编目（CIP）数据

血液内科诊疗常规 / 路瑾主编. —2 版. —北京：中国医药科技出版社，2020.6

（临床医疗护理常规：2019 年版）

ISBN 978-7-5214-1635-0

Ⅰ. ①血…　Ⅱ. ①路…　Ⅲ. ①血液病–诊疗　Ⅳ. ①R552

中国版本图书馆 CIP 数据核字（2020）第 034217 号

美术编辑　陈君杞

版式设计　易维鑫

出版　**中国健康传媒集团** | 中国医药科技出版社

地址　北京市海淀区文慧园北路甲 22 号

邮编　100082

电话　发行：010–62227427　邮购：010–62236938

网址　www.cmstp.com

规格　787×1092mm　1/16

印张　6 1/2

字数　138 千字

初版　2012 年 10 月第 1 版

版次　2020 年 6 月第 2 版

印次　2020 年 6 月第 1 次印刷

印刷　三河市腾飞印务有限公司

经销　全国各地新华书店

书号　ISBN 978-7-5214-1635-0

定价　42.00 元

获取新书信息、投稿、为图书纠错，请扫码联系我们。

《临床医疗护理常规（2019 年版）》
编委会

《血液内科诊疗常规（2019 年版）》
编委会

主　编　路　瑾（北京大学人民医院）

副主编　岑溪南（北京大学第一医院）

刘代红（解放军总医院）

李　剑（北京协和医院）

王景文（北京同仁医院）

王　昭（北京友谊医院）

编委会（按姓氏拼音首字母排序）

程翼飞（北京大学人民医院）

江　倩（北京大学人民医院）

马一盖（中日友好医院）

孙于谦（北京大学人民医院）

王峰蓉（北京大学人民医院）

许兰平（北京大学人民医院）

杨申淼（北京大学人民医院）

Foreword

序 言

为适应现代医疗卫生事业的发展需要，及时更新医学知识，北京医师协会2018年10月决定对北京市《临床医疗护理常规（2012年版）》的内容进行补充修订。北京医师协会与北京地区52个专科医师分会组织医学专家和业务骨干，以现代医学理论为指导，致力于促进北京地区医疗质量与患者安全的持续改进和提高。经过有关专科医师分会和专家的共同努力，修编后的《临床医疗护理常规（2019年版）》内容更加丰富，相关知识、技能更加先进，更能满足北京地区临床一线医师的需求。作为北京市各级各类医疗机构医务人员日常医疗护理工作规范，各类专科医师应知应会的基本知识与技能，北京市执业医师定期考核唯一指定用书，《临床医疗护理常规（2019年版）》必将有效地帮助医疗机构提高工作质量，规范医疗行为，维护医务人员合法权益，推动北京地区临床医疗护理工作的持续改进和提高，为实现健康中国的宏伟目标作出积极的贡献。

在此，也向积极参与《临床医疗护理常规（2019年版）》修编工作的各位专家和业务骨干表示衷心的感谢。

郭积勇

2019年12月

《临床医疗护理常规（2019 年版）》修编说明

2012 年 3 月北京医师协会受北京市原卫生局委托，组织北京地区 35 个专科医师分会的医学专家和业务骨干，以现代医学理论为指导，结合北京地区临床实践经验，对《临床医疗护理常规（2002 年版）》进行了认真修编，推出了《临床医疗护理常规（2012 年版）》。

《临床医疗护理常规（2012 年版）》是按照北京医师协会已经成立的各专科医师分会所涉及的医疗专业类别进行编写的。推出 7 年来，对提高各级各类医疗机构医疗质量，规范医护人员医疗行为，保障医务人员及患者安全方面发挥了重要作用。

随着我国医疗卫生事业的快速发展，涌现出许多新的医疗技术手段，北京医师协会的专科医师分会也由 2012 年的 35 个发展到目前的 59 个。为了更好地规范医疗服务行为，适应现代医疗卫生工作的需要，借鉴、吸收国内外先进经验，紧跟医学发展步伐，自 2018 年 10 月开始，北京医师协会组织专科医师分会对《临床医疗护理常规（2012 年版）》有关内容进行补充修编，现共计推出 33 个专科的《临床医疗护理常规（2019 年版）》。《临床医疗护理常规（2019 年版）》凝聚着有关专家和业务骨干的心血，是北京地区临床医疗护理工作的一份宝贵财富。

尚需说明：

1. 关于《临床医疗护理常规（2019 年版）》的修编，内科医师分会、康复医学科医师分会、泌尿外科医师分会、烧伤科医师分会、耳鼻咽喉科医师分会认为本专科技术变化不大，未进行修编。原《儿科诊疗常规》分为《儿内科诊疗常规》和《儿外科诊疗常规》两册。由于北京医师协会近期成立了重症专科医师分会和疼痛专科医师分会，故本次修订增加了《重症医学科诊疗常规》和《疼痛科诊疗常规》。全科医学医师分会提前对《全科医学科诊疗常规》进行了修订，已于 2018 年 7 月出版。老年专科医师分会于 2017 年成立后即出版了本专科的《老年医学诊疗常规》。

2. 为进一步完善北京市医师定期考核工作，保证医师定期考核工作取得实效，修编后的《临床医疗护理常规（2019 年版）》旨在积极配合专科医师制度的建设，各专科分册独立程度高、专业性强，为各专科医师提供了应知应会的基本知识和技能。《临床医疗护理常规（2019 年版）》将成为各专科执业临床医师定期考核业务水平测试的重要内容。

3.《临床医疗护理常规（2019 年版）》的修编仍然是一项基础性工作，目的在于为各级医护人员在临床医疗护理工作中提供应参照的基本程序和方法，以利于临床路径工作的开展，促进医学进展的学术探讨和技术改进。

4. 本次修编仍不含中医专业。

北京医师协会

2019 年 10 月

Preface
前　言

2012 年北京医师协会组织编写了《临床医疗护理常规》，受到广大临床医师的一致好评。为适应医疗卫生事业的发展需要，2019 年北京医师协会组织各专业分会进行了修订。在此背景下，北京医师协会血液内科医师分会组织学会骨干委员修订编写了《血液内科诊疗常规（2019 年版）》。本版沿袭了第一版实用、简洁的风格，主要目的是为血液内科医师提供一本诊断与治疗的参考书。本书主要侧重于临床实践性，主要参考了近年来血液内科各常见病指南的更新内容，希望对血液内科临床医师的实践工作提供有益的帮助。

血液领域的发展日新月异，近年来有很多新的进展。因此，与第一版相比，本次修订参考了很多最新的指南，比如欧洲白血病网（ELN）发布的慢性粒细胞白血病指南、世界卫生组织（WHO）更新发布的 2016 血液肿瘤分类文件以及国内专家委员会修订的有关免疫性血小板减少症、骨髓增生异常综合征、骨髓增殖性肿瘤的相关诊治指南。相比第一版，本次修订新增加了“噬血细胞综合征及其他组织细胞疾病”部分。

由于编者水平有限，再加上时间仓促，本书编写过程中难免有所疏漏或不足，恳请读者朋友们不吝指正。最后，希望本书对血液内科医师的临床工作能够有所帮助！

编　者

2019 年 10 月

Contents

目 录

第一章　缺铁性贫血

缺铁性贫血是因体内储存铁缺乏，血红素合成障碍而导致的的小细胞低色素性贫血。

【诊断标准】

（一）临床表现

1. 贫血的表现

头晕、眼花、耳鸣、头痛、乏力、易倦、心悸、活动后气短等。

2. 缺铁的特殊表现

由于铁不仅参与血红蛋白合成，也参与包括线粒体的电子传递、儿茶酚胺代谢及 DNA 的合成在内的诸多生物化学过程。因此，缺铁性贫血患者除贫血外，还可有缺铁相关的临床表现：皮肤干燥、角化、毛发无光泽、口角炎、舌炎、舌乳头萎缩、异食癖；严重缺铁者可有平甲、匙状指甲（反甲）、食欲减退、恶心及便秘等。

3. 儿童

可出现生长发育迟缓或行为异常。

（二）存在铁缺乏的原因

1. 铁摄入不足

食物中铁含量不足，偏食或吸收不良等。

2. 铁丢失过多

月经过多，胃肠道小量慢性失血，慢性咯血等。

3. 铁需求增多

生长发育期，妊娠等。

（三）实验室检查

1. 小细胞低色素性贫血

男性血红蛋白＜120g/L，女性血红蛋白＜110g/L；红细胞平均体积＜80fl，红细胞平均血红蛋白量＜26pg，红细胞平均血红蛋白浓度＜310g/L；血涂片可见红细胞大小不一，染色浅淡，中心淡染区扩大。

2. 体内铁储备缺乏

血清铁＜50μg/dl（8.95μmol/L），总铁结合力＞360μg/dl（64.44μmol/L），转铁蛋白饱和度＜15%，血清铁蛋白低于 14μg/L；骨髓铁染色显示细胞外铁及铁粒幼细胞减少或缺如。

【治疗原则】

（一）病因治疗

去除或纠正导致缺铁的原因。

（二）补充铁剂

1. 口服补铁

常用的口服铁剂有：①硫酸亚铁，300mg，每日 3 次。②琥珀酸亚铁，100mg，每日 2 次。③葡萄糖酸亚铁，325～650mg，每日 3 次。④富马酸亚铁，0.2mg，每日 3 次。血红蛋白大多于治疗 2 周后明显上升，1～2 个月后达正常水平。血红蛋白恢复正常后仍需继续铁剂治疗，待血清铁蛋白恢复到≥50μg/L 再停药。为减少胃肠道反应，铁剂可进餐时或餐后服用，但忌与茶、钙盐及镁盐同时服用。

2. 肠外补铁

若口服铁剂不能耐受，或口服铁剂不能吸收，或失血速度快，需迅速补充，可选用右旋糖酐铁深部肌内注射，所需补充铁的量根据以下公式初步估算：（150 – 患者 Hb g/L）×体重（kg）×0.33。首次注射 50mg，如无不良反应，第 2 次可增加到 100mg，每周 2～3 次，直到铁蛋白达 50μg/L。注射铁剂后可发生局部肌肉疼痛、淋巴结炎、头痛、头晕、发热、荨麻疹及关节痛等，多为轻度及暂时的。偶尔可出现过敏性休克，故给药时应备有急救设备和药品。有右旋糖酐铁过敏史者禁用。相比于右旋糖酐铁，目前市面上的其他静脉铁剂包括蔗糖铁、葡萄糖酸铁、异麦芽糖酐铁等，不良反应发生率更低，输注更加安全。

（三）输注红细胞

缺铁性贫血一般不需要输注红细胞，仅在严重贫血伴组织明显缺氧时应用。

第二章　巨幼细胞贫血

巨幼细胞贫血是因营养不良、免疫或药物等原因引起叶酸和/或维生素 B_{12} 缺乏，细胞核 DNA 合成障碍所致的大细胞贫血。

【诊断标准】

（一）临床表现

1. 贫血表现

头晕、乏力、活动后气短等，起病隐袭。因未发育成熟的红细胞可在骨髓内遭破坏，即原位溶血，患者可出现轻度黄疸。

2. 胃肠道症状

常有反复发作的舌炎、舌面光滑、食欲不振，偶有腹胀、腹泻及便秘等。

3. 神经系统症状

维生素 B_{12} 缺乏者可出现手足对称性麻木、感觉障碍、步态不稳、行走困难等神经系统症状。有些小儿及老年维生素 B_{12} 缺乏者及少数叶酸缺乏者可出现抑郁、嗜睡或精神错乱等精神异常。

（二）存在叶酸和维生素 B_{12} 缺乏的原因

1. 叶酸缺乏

①摄入不足：食物中缺少新鲜蔬菜或过度烹煮（美国和澳大利亚等国家已经强制性要求面粉中添加叶酸，居民叶酸缺乏比例已经下降）；②吸收减少：酗酒，空肠的炎症、肿瘤、手术切除，慢性腹泻，服用抗癫痫药、柳氮磺胺吡啶等；③需要增加：妊娠期/哺乳期妇女，生长发育的儿童及青少年，慢性反复溶血，肿瘤，长期血液透析，甲亢，慢性感染，剥脱性皮炎等；④药物致叶酸利用障碍：服用甲氨蝶呤、氨苯蝶啶、乙胺嘧啶等。

2. 维生素 B_{12} 缺乏

①摄入减少：常年素食，②吸收减少：内因子缺乏，胃酸、胃蛋白酶、胰蛋白酶缺乏，肠道疾患，小肠内细菌和寄生虫与人体竞争维生素 B_{12} 等；③利用障碍：先天性钴胺素传递蛋白 TCⅡ缺乏等。

（三）实验室检查

1. 血象

大细胞（红细胞平均体积通常＞110fl）、正色素性贫血，中性粒细胞及血小板也常减少。血涂片中可见大卵圆形的红细胞和中性粒细胞核分叶过多（5 叶者占 5%以上，或有 6 叶者）。

2. 骨髓象

各系细胞均可出现巨幼变，以红系细胞最为显著。

3. 叶酸和维生素 B_{12} 测定

①血清叶酸＜3ng/ml（6.91μmol/L）（也有文献定为 2ng/ml）；②红细胞叶酸＜

100ng/ml（227nmol/L）；③血清维生素 B_{12} 水平＜100～140pg/ml（74～103pmol/L）。

4. 内因子抗体

检出内因子抗体对于恶性贫血有极大的确诊价值，敏感性为 50%～70%，特异性接近 100%。

【治疗原则】

1. 病因治疗

去除导致叶酸或维生素 B_{12} 缺乏的病因，纠正偏食及不良的烹调习惯。

2. 补充叶酸或维生素 B_{12}

叶酸缺乏可口服叶酸 5～10mg，每天 3 次。胃肠道不能吸收叶酸者可肌内注射四氢叶酸钙 5～10mg，每天 1 次。补充叶酸直至血红蛋白恢复正常，一般不需维持治疗。维生素 B_{12} 缺乏可予维生素 B_{12} 100μg，肌内注射，每天 1 次（或 200μg 隔日 1 次），直至血红蛋白恢复正常。恶性贫血或全胃切除者需终身维持治疗，每月注射 100μg 1 次。维生素 B_{12} 缺乏伴有神经症状者有时需大剂量 500～1000μg/（次・周）、长疗程（半年以上）的治疗。

单纯维生素 B_{12} 缺乏者不宜单用叶酸治疗，否则会加重维生素 B_{12} 的缺乏，引发或加重神经系统症状。严重巨幼细胞贫血的患者在补充治疗中因贫血恢复时大量血钾进入新生红细胞，会突发低血钾，需适时补钾。如治疗 3～4 周后血象恢复不明显，应寻找是否同时存在缺铁、感染或其他基础疾病，予以纠正。

3. 输注红细胞

仅在严重贫血伴组织、脏器明显缺氧时输注红细胞。

第三章　再生障碍性贫血

再生障碍性贫血（再障）是由多种病因、多种发病机制引起骨髓造血功能衰竭所致。

【诊断标准】

（一）临床表现

1. 贫血

面色苍白、头晕、眼花、耳鸣、乏力、活动后心悸、气短等。

2. 出血

皮肤淤点和淤斑、牙龈出血和鼻出血。年轻女性可出现月经过多和不规则阴道出血。严重时可出现内脏出血（如泌尿道、消化道、呼吸道和颅内出血），可危及生命。

3. 感染

常见口腔、呼吸道、胃肠道和皮肤软组织感染，严重时可发生败血症。感染常加重出血。

4. 肝、脾、淋巴结一般不肿大

（二）实验室检查

1. 血象

全血细胞减少（至少符合以下三项中两项：血红蛋白<100g/L，血小板<50×10^9/L，中性粒细胞绝对值<1.5×10^9/L），网织红细胞绝对值减少，淋巴细胞相对增多。

2. 骨髓象

至少一个部位增生减低或重度减低。如增生活跃，需有巨核细胞明显减少及淋巴细胞相对增多。骨髓非造血细胞增多。骨髓活检见造血组织减少，脂肪组织增加。

3. 除外引起全血细胞减少的其他疾病

如阵发性睡眠性血红蛋白尿症、骨髓增生异常综合征、自身抗体介导的全血细胞减少、急性造血功能停滞、骨髓纤维化、急性白血病、恶性组织细胞病、肿瘤骨髓转移等。

（三）分型标准

1. 重型再障（SAA）

（1）骨髓有核细胞<25%；或25%～50%，但其中残留的造血细胞数<30%。

（2）以下3条中至少符合2条：①网织红细胞<1%，绝对值<15×10^9/L；②中性粒细胞绝对值<0.5×10^9/L；③血小板<20×10^9/L。

2. 极重型再障（VSAA）

（1）符合重型再障标准。

（2）中性粒细胞<0.2×10^9/L。

3. 非重型再障（NSAA）

不符合重型或极重型再障标准。

【治疗原则】

（一）一般治疗

（1）去除可能引起再障或加重病情的物理、化学、药物和病毒感染等因素。

（2）视血象及病情输血及其他血制品。监测血清铁蛋白、血糖和心、肝、肾功能，血清铁蛋白＞1000μg/L 应予去铁治疗。

（3）控制感染。

（4）必要时使用 G－CSF 和 EPO 等细胞因子。

（二）非重型再障的治疗

监测血象，择机给予雄激素和（或）环孢素 A 治疗。

（1）雄激素：常用的有①司坦唑醇：6～12mg/d，分次口服；②丙酸睾丸酮：50～100mg/d，肌内注射；③十一烷酸睾酮：120～240mg/d，分次口服。雄激素治疗的疗程 3～6 个月，有效者减量维持治疗 2 年左右。用药期间监测肝肾功能等不良反应。

（2）环孢素 A（CsA）：3～5mg/（kg·d），分两次（q12h 为宜）口服。监测血药谷浓度，其在 150～250μg/L 为宜。疗程 4～6 个月，有效者减量维持（大于 2 年为宜）。用药期间监测肝肾功能等不良反应。

如果病情进展为血制品输注依赖或重型再障，可按重型再障处理。

（三）重型再障的治疗

1. 一线治疗

（1）年龄＜40 岁：宜及早行 HLA 相合同胞供者造血干细胞移植；无 HLA 相合同胞供者选用强化免疫抑制治疗，即抗胸腺细胞球蛋白（ATG）或抗淋巴细胞球蛋白（ALG）联合 CsA 治疗。

（2）年龄＞40 岁：及早予强化免疫抑制治疗（ATG/ALG+CsA）。

（注：①也有学者根据年龄将患者分为 20 岁以下，20～50 岁，50 岁以上 3 组，20 岁以下建议异基因造血干细胞移植，50 岁以上建议强化免疫抑制治疗，20～50 岁则根据一般状况，有无供者等因素综合决定；②在强化免疫抑制治疗基础上添加艾曲波帕的地位逐渐提升）。

2. 补救治疗

ATG/ALG+CsA 治疗 4～6 个月仍无治疗反应，可行以下治疗。

（1）第二程 ATG/ALG 治疗：换用不同种属来源的 ATG/ALG。

（2）HLA 相合无关供者造血干细胞移植：直接采用或第二程 ATG/ALG 治疗仍无反应时采用。

（3）参加临床试验。

（4）中医中药治疗。

第四章 自身免疫性溶血性贫血

自身免疫性溶血性贫血（AIHA）系指由各种原因刺激机体产生抗自身红细胞抗体和/或补体，并结合于红细胞膜上，致红细胞破坏加速而引起的一组溶血性贫血。根据有无基础疾病，分为原发性 AIHA 和继发性 AIHA。根据自身抗体血清学特点，分为温抗体型 AIHA 和冷抗体型 AIHA，后者包括冷凝集素综合征和阵发性冷性血红蛋白尿症。临床上以温抗体型 AIHA 居多。

【诊断标准】

（一）临床表现

（1）各年龄组均可发病，以女性为多见。

（2）常伴有诱发或继发因素，儿童多为各种感染，成人多为风湿免疫病、感染、慢性淋巴系统增殖性疾病及各种肿瘤等。

（3）发病缓急不一，大多发病徐缓，但感染引起者和阵发性冷性血红蛋白尿症常发病急骤。

（4）出现溶血表现，轻重程度不同的巩膜和皮肤黄染。可出现尿色变深或酱油色尿，主要见于阵发性冷性血红蛋白尿症。

（5）出现贫血表现，头晕、乏力、耳鸣、活动后心悸等。

（6）急性发病可有寒战、高热、腰背部疼痛、呕吐等。急性溶血或贫血严重时可出现神经系统表现，如烦躁不安、昏迷。

（7）半数患者可有脾脏肿大，1/3 有肝脏肿大。

（8）冷凝集素综合征可在寒冷环境下出现耳廓、鼻尖、手指和足趾等部位发绀。

（9）继发性 AIHA 常伴有原发疾病的症状和体征。

（二）实验室检查

（1）血象：血红蛋白降低，一般呈正细胞性贫血。网织红细胞百分率增高。血涂片可见球形红细胞和（或）幼红细胞。急性溶血时白细胞可增多。血小板计数大多正常。

（2）骨髓象：骨髓增生活跃，以红细胞系统为主。

（3）直接抗人球蛋白试验（Coombs 试验）阳性：有条件时应行特异性单价抗血清 Coombs 分型试验，由此可分为三型：①抗 IgG+抗补体 C3 型；②单独抗 IgG 型；③单独抗补体 C3 型。

（4）冷凝集素试验：冷凝集素综合征时阳性。

（5）冷热溶血试验：阵发性冷性血红蛋白尿症时阳性。

（6）肝功能检查：血清胆红素大多增高，以间接胆红素为主。乳酸脱氢酶可升高。

（7）尿含铁血黄素试验：可阳性，主要见于冷抗体型 AIHA。

【治疗原则】

1. 治疗原发病，去除诱因

2. 温抗体型 AIHA 的治疗

（1）肾上腺糖皮质激素：为首选药物。常选用醋酸泼尼松，1～2mg/（kg·d）。以3～4 周为是否有效的期限，无效者更换其他治疗方案，有效者待 Hb 及网织红细胞百分率接近正常至少 1 周后，激素逐渐减量，行维持治疗，疗程一般至少 3～6 个月。急性溶血和病情危重者可先选用静脉激素制剂，待病情稳定后换用口服激素。

（2）脾切除：适用于①激素治疗无效者；②激素减量病情反复，或所需泼尼松维持剂量超过每日 10mg 者；③激素副作用明显，无法耐受者。

（3）免疫抑制剂及免疫调节剂：适用于①激素治疗无效者；②脾切除无效或不能接受脾切除者；③急性溶血，静脉激素治疗 3 天无效者；④所需泼尼松维持量每日超过 10mg 者。常用药物有环磷酰胺和硫唑嘌呤。还可选用达那唑、氨甲蝶呤和环孢素 A。急性溶血及危重患者可输注大剂量静脉用丙种球蛋白。

3. 冷抗体型 AIHA 的治疗

糖皮质激素和脾切除一般无效。苯丁酸氮芥和环磷酰胺有一定疗效。对于冷凝集素综合征，利妥昔单抗有效，但该药对于阵发性冷性血红蛋白尿症的疗效暂不明确。除药物治疗外，保暖非常重要。

4. 输血

应尽量避免。一般仅限于急性溶血发作、急性溶血后再障危象、重度贫血等。以输注浓缩红细胞为宜，必要时输注生理盐水洗涤的红细胞。冷抗体型 AIHA 患者宜将红细胞加温至 37℃后输注。

5. 其他治疗

（1）血浆置换疗法：其他各种治疗无效、严重威胁生命的患者可试用。

（2）利妥昔单抗（抗 CD_{20} 单抗）：各种治疗无效者可试用。

第五章　阵发性睡眠性血红蛋白尿症

阵发性睡眠性血红蛋白尿症（PNH）是一种获得性溶血性疾病，源于造血干细胞PIG－A基因（phosphatidylinositol glycan anchor biosynthesis，class A）突变引起血细胞表面的膜蛋白缺失，致使细胞性能发生变化，对血中的补体敏感，引发血管内溶血、全血细胞减少和血栓形成等表现。

【诊断标准】

（一）临床表现

（1）各年龄组均可发病，但以青壮年居多。.

（2）血红蛋白尿：典型的血红蛋白尿呈酱油或浓茶色，多以晨尿为著，一般持续2～3天，重者可持续1～2周或更长时间。

（3）贫血，皮肤、巩膜黄染，轻度肝、脾肿大。

（4）可有血栓形成，以静脉血栓为主。

（5）可出现吞咽困难、腹痛、胃胀、食管痉挛、勃起障碍等平滑肌功能障碍表现。

（二）实验室检查

（1）血象：贫血程度轻重不一，网织红细胞常增多。约半数患者全血细胞减少。

（2）骨髓象：大部分患者增生明显活跃，以红细胞系统增生为主，少数患者可表现为增生减低。

（3）血清胆红素增高，以间接胆红素升高为主。乳酸脱氢酶常升高。

（4）血红蛋白尿发作时，尿潜血试验阳性，血浆游离血红蛋白增多，结合珠蛋白减少。

（5）尿含铁血红素试验（Rous试验）：反复发作者阳性。

（6）酸溶血试验（Ham 试验）和蔗糖溶血试验：可出现阳性。后者敏感性较强，需除外假阳性。

（7）流式细胞术检测红细胞、中性粒细胞CD59、CD55抗原：$CD59^-$和（或）$CD55^-$细胞≥10%（＞5%但＜10%者应重复）。有条件的单位可行 Flaer 检测（一种衍生自细菌毒素气单胞菌溶素的试剂，可以直接结合GPI锚）。

【治疗原则】

1. 查找并尽量避免诱发因素

2. 控制和减轻溶血发作

泼尼松每日20～40mg，溶血缓解后减量至停用。糖皮质激素对本病无治疗作用，无需长期维持治疗。维生素 E 口服，有一定稳定红细胞膜的作用。有条件者可使用补体抑制剂。

3. 治疗贫血

（1）雄性激素：如司坦唑醇6mg/d，分次口服（如2mg每日3次）。

（2）补充缺乏的造血原料：如叶酸、铁剂。后者可诱发溶血，起始剂量宜小。

（3）严重贫血者可输注少白细胞的红细胞，必要时输注经生理盐水洗涤的红细胞。

4. 治疗并发症

如感染、血栓、出血、胆石症、肾功能不全等。

5. 异基因造血干细胞移植

有条件者可试行。

6. 依库珠单抗治疗

有条件者可考虑，这是一种人源化单克隆抗体，可显著减少补体介导的血管内溶血。

第六章　珠蛋白生成障碍性贫血

珠蛋白生成障碍性贫血原名“地中海贫血”“海洋性贫血”，是由于遗传性珠蛋白基因缺陷，使血红蛋白中的一种或一种以上珠蛋白链合成缺如或不足所导致的一组贫血性疾病，遗传方式为常染色体显性遗传。

珠蛋白生成障碍性贫血根据所缺乏的珠蛋白种类分为多种类型，以 β 珠蛋白生成障碍性贫血和 α 珠蛋白生成障碍性贫血为多见。

【诊断标准】

（一）临床表现

珠蛋白生成障碍性贫血的临床表现差异较大，杂合子型可有轻至中度贫血、肝脾轻度肿大，间歇发作的轻度黄疸，但也可以没有任何症状和体征，甚至无贫血。纯合子型病情极为严重，如重型 β 珠蛋白生成障碍性贫血，出生 3～6 个月开始出现症状且呈进行性加重，如面色苍白，生长迟缓，肝脾肿大，有时出现黄疸。至 3 岁左右，逐渐形成“地中海贫血外貌”，表现为头颅增大，额部、顶部、枕部隆起，颧骨隆起，鼻梁塌陷，上颌及牙齿前突。多数患儿 10 岁前夭折。如能活到 10 岁以上，则常出现第二性征不发育、肾上腺功能不全等症状。α 珠蛋白生成障碍性贫血中的 Hb Bart’s 胎儿水肿综合征，由于组织严重缺氧，胎儿往往在妊娠 30～40 周死亡，流产或早产的胎儿体重不足、皮肤苍白、全身水肿、胸水、腹水、心包积液，可有黄疸及皮肤出血点，肝脾明显肿大，心脏明显肥大，无法在子宫外生存，绝大多数于数小时内死亡。

（二）实验室检查

1. 血象

呈小细胞低色素性贫血，贫血程度不一。网织红细胞增加。巨脾伴脾功能亢进的重型患者可有粒细胞和血小板减少。

2. 血涂片检查

红细胞大小不均，可见异形及靶形红细胞和有核红细胞。α 珠蛋白生成障碍性贫血中的 HbH 病患者的红细胞内可查到 H 包涵体。

3. 红细胞渗透脆性试验

红细胞渗透脆性明显降低。

4. 骨髓象

红系细胞极度增生，细胞外铁增多，铁粒幼细胞增多。

5. X 线检查

重型 β 珠蛋白生成障碍性贫血患者长骨骨皮质变薄，髓腔增宽，以段骨远端为明显。颅骨板障增宽，骨皮质间的髓梁有垂直条纹，呈“头发直立”征。短骨由于骨小梁变薄形成花边或嵌花样间隔。胸腔内或脊柱旁偶可见到大小不等的髓外造血灶。

6. 血红蛋白电泳

（1）β 珠蛋白生成障碍性贫血：轻型患者 HbA_2 增高，约为 3.5%～7%，平均 5%。

部分病例 HbF 轻度增高，一般不超过 5%。重型患者 HbF 明显增高，可达 60%以上，部分患者在 10%～30%，HbA_2 多在 1.4%～4.1%之间。

（2）α 珠蛋白生成障碍性贫血：HbH 病脐带血中 Hb Bart's 占 5%～20%，成年患者外周血中 HbH 占 5%～40%，Hb A_2 及 Hb F 多正常。Hb Bart's 胎儿水肿综合征患儿血中几乎均为 Hb Bart's。Hb H－CS 患者除 Hb H 之外，尚可有约 2%～3%的 Hb CS。

7. 基因诊断技术

用于疑难病例的诊断和（或）明确基因型。

【治疗原则】

1. 遗传咨询和产前诊断

控制重型 β 珠蛋白生成障碍性贫血和 Hb Bart's 胎儿水肿综合征胎儿等重症胎儿的出生。

2. 观察

轻型患者、贫血不严重者可观察，无需治疗。

3. 输血

贫血严重时应输血。目前主张采用高输血疗法，使得患者 Hb 在 100～120g/L 之间。

4. 铁螯合剂治疗

长期反复输血及肠道吸收铁增加可使体内铁负荷过重，致使铁沉积于心肌、肝、胰、脑等器官，引起血色病。一般接受输血 10～20 单位红细胞或血清铁蛋白浓度在 1000μg/L 以上时应开始去铁治疗。目前可选择的铁螯合剂有去铁胺、去铁酮及地拉罗司（口服制剂）。

5. 脾切除

用以治疗 HbH 病、中间型 β 珠蛋白生成障碍性贫血、β 珠蛋白生成障碍性贫血复合 HbE 病的效果较好。脾切除的指征为：①巨脾或脾功能亢进；②每年输红细胞的量超过 200～250ml/kg 或输血需求急剧增加（如输血需求在 1 年内增加 1 倍）；③5 岁以上；④脾梗死或脾静脉血栓形成。脾切除后需注意预防感染和血栓栓塞。

6. 抗氧化剂

维生素 E（50mg/d）、维生素 C（100～200mg/d）、阿魏酸钠（150～300mg/d）等具有一定稳定红细胞膜的作用，有可能减轻溶血。

7. γ 珠蛋白基因活化剂

羟基脲、5－氮胞苷、白消安等药物能活化 γ 珠蛋白基因，促进 γ 珠蛋白链的合成，升高 HbF 的含量，改善贫血，对中间型 β 珠蛋白生成障碍性贫血效果较好。

8. 异基因造血干细胞移植

是目前根治重型 β 珠蛋白生成障碍性贫血的唯一方法。

9. 针对并发症的治疗

针对骨骼并发症、胆石症、静脉血栓栓塞、内分泌并发症、肝脏并发症、心脏并发症进行相应评估和干预。

第七章　白细胞减少症

白细胞减少症是指外周血白细胞计数低于 4.0×10^9/L。白细胞减少者，大多数是中性粒细胞减少。外周血中性粒细胞绝对值低于 2.0×10^9/L，称中性粒细胞减少。粒细胞严重减少，低于 0.5×10^9/L 时，称粒细胞缺乏症。

【诊断标准】

（一）临床表现

1. 白细胞减少症

多数无症状。部分患者主诉头晕、乏力、疲劳，但并不常有感染。少数易感染者，多为上呼吸道感染。中性粒细胞一般在 1.0×10^9/L 以上。

2. 粒细胞缺乏症

80%以上是由药物引起，故应详细询问有关服药史。起病急，常表现为寒战、高热、全身酸痛、头痛、咽痛、口腔溃疡等，呈严重的菌血症或败血症。常见的感染部位为呼吸道、泌尿道、肠道、皮肤、肛门等。

（二）实验室检查

1. 血象

白细胞计数减少及中性粒细胞绝对值减少，应同时注意红细胞、血红蛋白、网织红细胞及血小板计数，以除外其他疾患所致的白细胞减少。

2. 骨髓象

了解粒系细胞的增生与成熟情况，有无形态异常，并能除外其他各种血液病。

3. 其他检查

有条件者，可作白细胞凝集试验与白细胞抗体检测。行自身抗体检查以排除结缔组织病导致粒细胞减少。

【治疗原则】

（一）白细胞减少症

易反复感染者，应注意预防感染，特别是呼吸道及皮肤黏膜感染。一旦发生感染，应根据感染部位和（或）细菌学检测结果，选用抗菌药物。在选择药物时，应避免采用有可能导致白细胞减少的药物。对于原因不明、症状轻、病史长、骨髓象基本正常者，宜增强体质锻炼，定期随访，不过多依赖药物。药物治疗可选用以下 1～2 种应用，但疗效多为暂时性。

（1）盐酸小檗胺、利血生、氨肽素、鲨肝醇、肌苷、腺嘌呤（维生素 B_4）等。

（2）中药螺旋藻、贞芪扶正冲剂等亦可使用。

（二）粒细胞缺乏症

（1）尽可能停用引起粒细胞缺乏的可疑药物。

（2）应尽可能采取隔离措施，或置患者于无菌层流室。

（3）合并感染的治疗：在抗菌药物使用前，采集有关标本（血液、痰、尿、咽拭子等），进行细菌学检查和培养。感染病菌多是革兰阴性杆菌或混合感染，耐甲氧西林的金黄色葡萄球菌与表皮葡萄球菌或粪肠球菌感染等。由于该类患者感染严重，如不及时治疗，常导致死亡。故即使病原体未明确，亦应以足量的广谱抗菌药物经验性治疗，一般首选三代头孢菌素甚至碳青霉烯类与氨基糖苷类抗生素联合使用，如果怀疑有革兰阳性球菌感染，则可将氨基糖苷类改为糖肽类如万古霉素。但需注意观察肾功能，尤其是老年患者。如高热持续不退或高热再起，需注意真菌感染的可能，可使用抗真菌药物。待病原体培养和药物敏感试验结果回报后再调整用药。

（4）中性粒细胞低于 $1.0\times10^9/L$ 者，又排除了急性髓系白血病或高危组骨髓增生异常综合征等血液系统肿瘤，可应用粒细胞集落刺激因子（G－CSF）或粒－巨噬细胞集落刺激因子（GM－CSF），或二者联用，每日 5～10μg/kg，皮下注射，一般 5～7 天后粒细胞恢复正常。如应用长效的 PEG－rhG－CSF，出现粒缺发热不必加用造血生长因子，仅需考虑预防性抗感染治疗。该类药物使用期间，应每日作白细胞计数与分类检测。

（5）化疗前后 24 小时应避免使用 G－CSF。对于化疗后未接受预防性使用 G－CSF 的患者，需进行风险评估：如存在败血症症状；血液中的中性粒细胞数减少到 $0.1\times10^9/L$；预计粒缺持续时间＞10 天；肺炎或其他部位感染；侵袭性真菌感染；院内感染发热；上一疗程化疗后发生粒缺性发热；年龄＞65 岁。存在以上任一风险因素即需治疗性应用 G－CSF。无相关危险因素者可不使用 G－CSF。

（6）感染严重者可予大剂量丙种球蛋白静脉滴注。

第八章　急性白血病

急性白血病是起源于造血系统的恶性克隆性疾病。由于骨髓中异常的细胞（白血病细胞）大量增生，并浸润各种器官组织，使正常造血受抑，主要表现为贫血，出血及继发感染等。临床病情凶险，必须及时诊断，及时治疗。

【诊断标准】

（一）临床表现

1. 正常血细胞减少的表现

（1）发热：多数起病急剧。发热大多数是由感染所致。

（2）出血：早期可有皮肤黏膜出血；继而内脏出血或并发弥散性血管内凝血。

（3）贫血：进行性加重。

2. 白血病细胞的浸润表现

淋巴结、肝、脾肿大、胸骨压痛。亦可表现其他部位浸润，如出现胸腔积液、腹腔积液或心包积液，以及中枢神经系统皮肤软组织浸润等。

（二）实验室检查

1. 血象

红细胞和血红蛋白浓度降低。白细胞数可低、可高，分类计数可见幼稚细胞，血小板数减少。

2. 骨髓象

是诊断本病的主要依据。增生明显活跃，白血病细胞≥20%。

3. 细胞化学

主要用于协助形态学鉴别各类白血病，如：过氧化酶、苏丹黑脂质、糖原染色、非特异性脂酶及氟化钠抑制试验。

4. 骨髓/血细胞免疫学分型

5. 骨髓/血细胞染色体检测

6. 骨髓/血细胞的有关基因检测

7. 病理

对疑有髓外浸润者可行相应部位病理检查。

（三）鉴别诊断

（1）传染性单核细胞增多症。

（2）类白血病反应。

【治疗原则】

（一）支持疗法

1. 防治感染

（1）患者应注意饮食、日常生活的清洁卫生，加强基础护理，强调无菌操作。化疗前尽可能清除感染灶。

（2）白血病继发感染，以革兰阴性杆菌居多。用药前，需详细询问病史及体检，取送各种培养标本。根据医院以及社区的流行病学结果选用相应的抗生素。注意耐甲氧西林金黄色葡萄球菌、真菌、厌氧菌及多重耐药菌的感染或合并感染。

2. 纠正贫血

严重的贫血可输注红细胞悬液，尽量使血红蛋白浓度维持在60g/L以上，遇有老年、需氧量增加，氧气供应缺乏加重可放宽输血阈值。对需要进行异基因造血干细胞移植的患者需输注辐照血，以免脏器组织产生明显缺氧症状。积极争取白血病缓解是纠正贫血最有效办法。

3. 防止出血

防止外伤和剧烈活动。血小板过少者，输注血小板悬液。

4. 高尿酸血症防治

应鼓励病人多引水，在治疗过程中给予别嘌醇0.1g，口服，每日3次。

（二）化学治疗

1. 急性淋巴细胞白血病的诱导缓解治疗

最常用的方案为柔红霉素—长春新碱—泼尼松组成的联合方案，即DVP方案。

柔红霉素每日45mg/m^2，静注，第1～3日及第22～24日；

长春新碱每周1.4mg/m^2，静注，共4周；

泼尼松每日60mg，分3次口服，第1～28周。

亦可酌情延长泼尼松及长春新碱治疗2周。

DVP方案中的柔红霉素亦可用其他蒽环类药物替代，组成联合方案。亦可在以上DVP方案基础上，再加用左旋门冬酰胺酶（L－AsP）200U/kg，静滴，每日或隔日1次，10次为一疗程，即组成DVP－L方案。

2. 急性非淋巴细胞白血病的诱导缓解治疗

方案颇多，可选择以下常用方案之一。

（1）三尖杉酯碱加阿糖胞苷方案（HA方案）：三尖杉酯碱每日3～4mg，静滴，第1～7日；

阿糖胞苷每日100～200mg/m^2，静滴，第1～7日；

一般间歇2周，再用第2疗程。亦可增加柔红霉素，组成HAD方案。

（2）柔红霉素加阿糖胞苷（DA方案）：柔红霉素每日45～90mg/m^2，静滴，第1～3日；

阿糖胞苷每日100～200mg/m^2，静滴，第1～7日。

一般间歇3周，再用第2疗程。

（3）IA方案（去甲氧柔红霉素联合阿糖胞苷）：去甲氧柔红霉素8～12mg/m^2×3天；阿糖胞苷100～200mg/m^2×7天。

（4）AN方案：即阿糖胞苷联合米托蒽醌8～12mg/d，连用3天；或2mg/d，连用7～10天。

（5）如同一方案两个疗程无效者应考虑其他方案，可有多种选择，以病情而定。

3. 急性早幼稚细胞白血病的诱导分化治疗

全反式维甲酸每日25mg/m^2，可合用三氧化二砷/硫化砷、细胞毒药物进行诱导治疗。

4. 缓解后治疗

急性白血病经过诱导治疗，取得完全缓解仅是治疗的第一步。缓解后的病例必须进行缓解后的治疗，否则易复发。缓解后治疗的疗程应视化学治疗方案而定，如大剂量强化治疗可在 8～10 个疗程后结束治疗，常规剂量的缓解后治疗需要 3 年。根据残留结果调整疗程。

5. 中枢神经系统白血病的防治

（1）鞘内化疗每次 MTX 8～12mg/m^2（或每次 Ara－C30～50mg/m^2），地塞米松每次 5mg 加入上述化疗中，每周 1～2 次，连用 4～6 次，然后间隔 4～6 周，鞘内注射一次，维持 1～3 年。

（2）放疗：全颅加全脊髓放疗、扩大放疗、全颅放疗加鞘内注射。

（3）全身化疗：大剂量 Ara－C、MTX。

（三）其他

（1）异基因或自体骨髓移植及外周血干细胞移植或脐血移植。

（2）复发者可选用未用过的药物或方案或视病情而定。

（3）条件合适者可考虑临床试验。

第九章　慢性粒细胞白血病

慢性粒细胞白血病是一种造血干细胞恶性克隆性疾病，是第一个被证实为存在获得性融合基因的恶性肿瘤。9 号染色体长臂上的 abl 与 22 号染色体长臂上的 bcr 基因交互易位后在 22 号染色体构成 Ph 染色体，即 t（9；22）（q34；q11），其分子基础是 bcr/abl 融合基因，表达 bcr/abl 融合蛋白。其病程可分为慢性期、加速期及急变期。

【诊断标准】

（一）慢性期

1. 临床表现

无症状或有低热、乏力、多汗、体重减轻等症状。脾肿大为慢性粒细胞白血病的主要特征，95%的病例在诊断时可有轻度至中度的脾肿大。

2. 血象

白细胞计数增高，主要为中性中、晚幼和杆状粒细胞，原始细胞＜10%，嗜酸性粒细胞和嗜碱性粒细胞增多。中性粒细胞碱性磷酸酶积分减低。

3. 骨髓象

增生明显至极度活跃，以粒系增生为主，中、晚幼粒细胞和杆状核粒细胞增多，原粒细胞＜10%。嗜酸性粒细胞和嗜碱性粒细胞易见。

4. 有 Ph 染色体或/和 bcr/abl 基因阳性

（二）加速期

具有下列之一者，考虑为本期。

（1）不明原因的发热、贫血、出血加重，和/或骨骼疼痛。

（2）脾脏进行性肿大。

（3）与治疗无关的持续性血小板降低（$<100\times10^9/L$）或治疗无法控制的持续血小板增高（$>1000\times10^9/L$）。

（4）外周血白细胞和（或）骨髓有核细胞中原始细胞占 10%～19%。

（5）外周血嗜碱性粒细胞≥20%。

（6）治疗中无法控制的进行性脾脏肿大和白细胞增加。

（7）出现新的细胞遗传学克隆演变：片状和簇状巨核细胞增生伴有显著的网硬蛋白或胶原蛋白纤维化，和（或）严重粒细胞发育不良提示加速期。上述现象常伴随加速期的其他特征，尚未作为独立的诊断依据。

（三）急变期

具有下列之一者可诊断为本期。

（1）外周血白细胞或骨髓有核细胞中原始细胞≥20%。

（2）髓外原始细胞增殖（除脾脏外）。

（3）骨髓活检中出现大片状或灶状原始细胞。

【治疗原则】

（一）一般治疗

严重贫血患者可适当输红细胞悬液或少浆红细胞。高尿酸血症者可服用别嘌醇 0.1g，每日 3 次。

（二）分期治疗

1. 慢性期

（1）伊马替尼：靶向 bcr/abl 融合基因的酪氨酸激酶抑制剂，是 CML 各期的一线药物。剂量：慢性期为 400mg/日，口服。完全血液学反应（CHR）率为＞90%，完全细胞遗传学反应（CCR）率＞80%。7～8 年总生存率大于 90%。

（2）第二代酪氨酸激酶抑制剂：伊马替尼失败或不耐受患者的选择。

（3）异基因骨髓移植：伊马替尼等酪氨酸激酶抑制剂治疗失败患者、无条件应用伊马替尼等酪氨酸激酶抑制剂、年轻、HLA 配型全合患者可选择。长期生存率 50%～70%。由于 TKI 药物的出现，CML 慢性期并不首先推荐行异基因造血干细胞移植。

2. 加速期

（1）伊马替尼等酪氨酸激酶抑制剂：未曾应用过剂量酪氨酸激酶抑制剂患者的首选，如伊马替尼每日 400～600mg，根据血象和毒副作用可作相应调整，CHR 率为 80%～95%，CCR 率为 20%～40%。

（2）异基因骨髓移植：对于 CML 加速期是选择 TKI 的持续治疗还是序贯异基因骨髓移植并无固定的标准。有学者报道对于具有≥2 个高危因素（病史时间＞12 月、血红蛋白偏低＜100g/L，外周血原始细胞比例＞5%）的病人异基因移植的长期生存明显高于持续 TKI 治疗。

3. 急变期

（1）伊马替尼等酪氨酸激酶抑制剂：未曾应用过剂量酪氨酸激酶抑制剂患者的首选，如伊马替尼 600mg/日，根据血象和毒副作用可作相应调整。血液学反应率 55%～65%，缓解期为 3～7 个月，1 年生存率约 30%。

（2）异基因骨髓移植：酪氨酸激酶抑制剂治疗获得缓解后的选择。

（3）急性白血病的化疗方案。

第十章　慢性淋巴细胞白血病/小淋巴细胞淋巴瘤

慢性淋巴细胞白血病/小淋巴细胞淋巴瘤是一种成熟B淋巴细胞克隆增殖性肿瘤，临床表现为淋巴细胞在外周血、骨髓、淋巴结、肝脾聚集，并累及淋巴系统以外其他器官。我国的中位发病年龄在65岁左右。

【诊断】

（一）临床表现

（1）早期可无症状，患者常因查体偶然发现血象异常而被确诊。患者早期可出现疲乏、盗汗，晚期出现食欲减退、低热、消瘦、体重减轻、贫血等症状，易感染等。

（2）全身淋巴结肿大，肝、脾肿大。

（二）诊断标准

（1）血象：外周血单克隆B淋巴细胞绝对值≥5×10^9/L，至少3个月。单克隆B淋巴细胞绝对值＜5×10^9/L，存在淋巴细胞浸润骨髓所致的血细胞减少，也可诊断。

（2）外周血白血病细胞形态呈正常成熟小淋巴细胞，幼稚淋巴细胞＜55%。

（3）典型的免疫表型：淋巴细胞源于B系，$CD5^+$、$CD19^+$、$CD23^+$，其他有助于诊断与鉴别诊断的表型特点还有$CD10^-$、$CyclinD1^-$、$CD200^+$、$FMC7^-$。表面免疫球蛋白（sIg）、CD20、CD22、CD79b弱表达。白血病细胞限制性表达Kappa或Lamda轻链（κ:λ＞3:1或＜0.3:1），或＞25%的B细胞sIg不表达。

（三）临床分期

1. CLL：Binet分期和Rai分期

Binet分期		Rai分期	
分期	标　准	分期	标　准
A	淋巴细胞增多*以及＜3个区域淋巴结组织肿大**	0	仅有淋巴细胞增多
B	淋巴细胞增多*以及≥3个区域淋巴结组织肿大**	Ⅰ	淋巴结肿大
		Ⅱ	肝大或脾大±淋巴结肿大
C	血红蛋白＜100g/L和/或血小板＜100×10^9/L ***	Ⅲ	血红蛋白＜110g/L ***
		Ⅳ	血小板＜100×10^9/L ***

注：*淋巴细胞绝对值≥5×10^9/L

**一侧或双侧颈、腋下、腹股沟淋巴结各为一个区域，肝、脾各为一个区域，共计5个。

***除外溶血和其他原因所致的贫血或血小板减少。

2. SLL：Ann Arbor 分期

分期	淋巴结累及	结外状态
早期		
Ⅰ	一个淋巴结或一组淋巴结	单个结外病变无淋巴结侵犯
Ⅱ	横膈一侧两组或多个淋巴结	根据淋巴结区域确定的Ⅰ期或Ⅱ期再伴有淋巴结相邻的结外侵犯
Ⅱ期大包块	同上Ⅱ期标准加上“大包块”	不适用
晚期		
Ⅲ	横膈双侧淋巴结；横膈上淋巴结伴脾脏累及	不适用
Ⅳ	Ⅲ期加上非相邻的结外淋巴组织累及	不适用

（四）慢性淋巴细胞白血病国际预后指数（CLL－IPI）

参数	不良预后因素	积分
TP53 异常	缺失或突变	4
IGHV 基因突变状态	未突变型	2
β_2 微球蛋白	＞3.5mg/L	2
临床分期	Rai Ⅰ－Ⅳ，或 Binet B－C	1
年龄	＞65 岁	1

CLL－IPI 积分	危险度分层	5 年生存率（%）
0～1	低危	93.2
2～3	中危	79.4
4～6	高危	63.6
7～10	极高危	23.3

【治疗原则】

（一）治疗指征

（1）进行性骨髓衰竭的证据：表现为血红蛋白和（或）血小板进行性减少，并且血红蛋白低于 100g/L，血小板低于 100×10^9/L。

（2）巨脾（如左肋缘下＞6cm）或进行性或有症状的脾脏肿大。

（3）巨块型淋巴结肿大（如最长直径＞10cm）或进行性或有症状的淋巴结肿大。

（4）初始淋巴细胞≥30×10^9/L，发生进行性淋巴细胞增多，如 2 个月内增多 50%，或淋巴细胞倍增时间（LDT）＜6 个月。当初始淋巴细胞＜30×10^9/L，不能单凭 LDT 作为治疗指征。

（5）淋巴细胞数＞200×10^9/L，或存在白细胞淤滞症状。

（6）自身免疫性溶血性贫血（AIHA）和（或）血小板减少（ITP）对皮质类固醇或其他标准治疗反应不佳。

（7）至少存在下列一种疾病相关症状。

①在以前 6 个月内无明显原因的体重下降≥10%。

②严重疲乏（如 ECOG 体能状态≥2；不能进行常规活动）。

③无感染证据，体温>38.0℃，持续 2 周以上。

④无感染证据，夜间盗汗 1 个月以上。

符合上述任何一项即可开始治疗。不符合治疗指征的患者，每 2～6 个月随访，随访内容包括血常规、临床症状、肝脾淋巴结肿大等。

（二）治疗前评估

治疗前必须对患者进行全面评估。需要治疗的 CLL 患者必须进行以下项目的检查。

（1）现病史与既往史：包含 CLL 治疗经过与详细合并症以及当前治疗用药。

（2）体格检查：特别是淋巴结包括咽淋巴环和肝脾的大小。

（3）体能状态：如 ECOG 评分。

（4）症状：盗汗、发热、体重减轻。

（5）血常规检测，包括白细胞计数及分类、血小板计数、血红蛋白等。

（6）血清生化检测，包括肝肾功能、电解质、乳酸脱氢酶、β_2－微球蛋白等。

（7）骨髓活检±涂片：治疗前、疗效评估及鉴别血细胞减少原因。

（8）HBsAg，抗 HBs，HBeAg，抗 HBe，抗 HBc，HBV－DNA 检测。

（9）颈部、胸部、腹部、盆腔 CT（怀疑大细胞转化的情况下推荐进行 PET/CT 检查，在高代谢摄取部位进行活检并完善病理学检查）。

（10）如拟采用 Bruton 激酶抑制剂，行超声心动图、心电图检查。

（11）育龄女性妊娠试验。

（12）外周血染色体核型检查、FISH 检测 del（11q）、+12、del（13q）、del（17p）染色体异常，为鉴别套细胞淋巴瘤可以进行 t（11；14）FISH 检查。完善外周血 TP53 突变（有条件的情况下可以完善 NOTCH1、SF3B1、BIRC3 等检查）、IGHV 使用片段及突变检查，以判断预后和指导治疗。

特殊情况下检测：免疫球蛋白定量；网织红细胞计数和直接抗人球蛋白试验；生育和精子库相关问题的讨论等。

（三）一线治疗选择

由于 CLL/SLL 仍是不可治愈的疾病，因此，任何情况下首先推荐患者进入临床试验。

1. 无 del（17p）患者的治疗推荐

（1）<65 岁且无严重伴随疾病（CIRS 评分≤6）的患者

推荐：①氟达拉滨+环磷酰胺+利妥昔单抗（RTX）（FCR）（尤其在 IGHV 突变型患者）；②伊布替尼±RTX。

其他治疗选择还可以有：氟达拉滨+环磷酰胺；或者苯达莫斯汀单药、氟达拉滨单药、苯丁酸氮芥±RTX。

（2）≥65 岁或<65 岁伴有严重伴随疾病（CIRS 评分>6）的患者

推荐：①伊布替尼；②苯达莫斯汀+RTX（BR）。

其他治疗选择还可以有：剂量调整的氟达拉滨+环磷酰胺+RTX；或者氟达拉滨+RTX；或者苯丁酸氮芥+RTX；或者苯达莫斯汀单药、氟达拉滨单药、苯丁酸氮芥单药。

（3）衰弱患者（不能耐受嘌呤类似物）：①伊布替尼；②苯丁酸氮芥+RTX。

其他治疗选择还可以有：RTX 单药；或者苯丁酸氮芥单药。

2. 伴 del（17p）患者

推荐：伊布替尼。

其他治疗选择还可以有：大剂量甲泼尼龙（HDMP）±RTX。

（四）复发、难治患者的治疗选择

推荐：①临床试验。②伊布替尼。③既往治疗缓解时间≥3 年可以考虑重复原方案。

其他治疗选择还可以根据患者一般状况选择一线治疗中提及的任何方案。

（五）造血干细胞移植

不推荐自体造血干细胞移植。

异基因造血干细胞移植是 CLL 的治愈性手段，无移植禁忌的年轻患者，具备如下适应证者可以考虑异基因造血干细胞移植：①对一线氟达拉滨为基础的方案难治耐药或治疗后疗效持续时间≤2～3 年；②伴有 p53 基因异常的患者；③Richter 综合征患者。

（六）组织学转化

弥漫大 B 细胞转化的 CLL 患者，鉴定细胞起源，具有一致性的患者，预后差，中位生存期大多不超过 1 年，治疗建议参照侵袭性淋巴瘤的治疗方案，获得 PR 以上疗效进行异基因造血干细胞移植根治。与 CLL 不同起源的弥漫大 B 细胞淋巴瘤参照弥漫大 B 细胞淋巴瘤治疗。霍奇金淋巴瘤转化的患者参照霍奇金淋巴瘤治疗。

（七）并发症治疗

（1）自身免疫性血细胞减少症：推荐激素治疗，可选择静脉注射丙种球蛋白（IVIG）作为一线治疗。难治复发患者可以采用 RTX、环孢素及脾脏切除等治疗。

（2）感染：感染的防治包括 CLL 化疗前后病毒、细菌、真菌感染的预防和治疗；乙肝病毒携带者治疗中需要进行抗病毒预防。

（八）支持治疗

（1）反复感染的患者推荐 IVIG 维持 IgG≥5g/L。

（2）每年接种流感疫苗、每 5 年接种肺炎球菌疫苗，避免所有活疫苗的接种。

（九）疗效标准

疗效标准见表 10－1。

完全缓解（CR）：达到下表所有标准，无疾病相关症状；

不完全缓解（CRi）：除骨髓增生未恢复正常外，其他符合 CR 标准；

部分缓解（PR）：至少达到 2 个 A 组标准+1 个 B 组标准；

伴有淋巴细胞增多的缓解（PRL）：B 细胞受体信号通路的小分子抑制剂治疗后出现淋巴结、脾脏缩小，符合 PR 标准，而伴有淋巴细胞暂时性升高；

疾病稳定（SD）：疾病无进展同时不能达到 PR；

疾病进展（PD）：达到任何 1 个 A 组或 B 组标准；

复发：患者达到 CR 或 PR，≥6 个月后 PD；

难治：治疗失败（未获 CR 或 PR）或最后 1 次化疗后＜6 个月 PD；

微量残留病（MRD）阴性：残存白血病细胞＜10^{-4}。

表 10－1　疗效标准

组别	CR	PR	PD
A 组（反映肿瘤负荷）			
淋巴结肿大	无≥1.5cm	缩小≥50%（自基线）	增大≥50%
脾脏肿大	无	缩小≥50%（自基线）	增大≥50%
外周血 ALC	＜4.0×10^9/L.	降低≥50%（自基线）	升高≥50%
骨髓	增生正常，淋巴细胞＜30%，无 CLL 细胞，无 B 细胞性淋巴小结	骨髓累及较基线降低≥50%，或出现 B 细胞淋巴小结	
B 组（反映造血系统功能）			
PLT	＞100×10^9/L.	＞100×10^9/L 或较基线升高≥50%	较基线降低≥50%（CLL 所致）
HGB（无输血，不使用 EPO）	＞110g/L	＞110g/L 或较基线升高≥50%	较基线降低＞20g/L（CLL 所致）
ANC（不使用生长因子）	＞1.5×10^9/L.	＞1.5×10^9/L，或较基线升高 50%	—

第十一章　真性红细胞增多症

真性红细胞增多症以红细胞异常增生为主的一种慢性骨髓增殖性肿瘤。

【诊断标准】

（一）临床表现

（1）神经系统表现：早期有头痛、耳鸣、健忘、肢体麻木等。

（2）多血质表现：口唇、面颊、鼻尖、耳轮和肢端绛红色。

（3）出血：鼻出血、牙龈出血、皮肤黏膜瘀点瘀斑，也有消化道及泌尿道出血。

（4）组胺增高表现：皮肤瘙痒、荨麻疹，消化性溃疡发病率高。

（5）肝脾肿大，眼结膜血管扩张、充血，高血压。

（6）血栓形成：多发于静脉，但可有脑动脉、冠状动脉和股体动脉血栓。

（二）实验室检查

（1）血象：红细胞多在（6～10）$\times10^{12}$/L，血红蛋白在 160～240g/L，白细胞和血小板多升高，半数患者白细胞数为（10～30）$\times10^{9}$/L，血小板可高达（450～1000）$\times10^{9}$/L。

（2）骨髓象：骨髓中红系、粒系、巨核细胞增生活跃或明显活跃，尤以幼红细胞为甚。

（3）高黏滞综合征：血黏滞度可达正常值 5～8 倍，尤其是血高切变率及低切变率明显增高。

（4）核素测定红细胞容量增多，男性≥36ml/kg，女性≥32ml/kg。

（5）内源性红细胞集落形成，血浆促红细胞生成素水平降低。

（6）95%患者可检测到 $JAK2^{V617F}$ 基因突变。

（三）WHO 诊断标准

诊断必须满足两项主要标准和一项次要标准，或一项主要标准和两项次要标准。

（1）主要标准：①血红蛋白＞165g/L（男），160g/L（女），或红细胞比容＞49%（男性）/48%（女性）。②$JAK2^{V617F}$ 或其他类型基因如 JAK2 12 外显子突变。③骨髓活检示年龄不符的细胞过多伴三系增生（全骨髓增生），包括红系、粒系增生和多形性、大小不等的巨核细胞增殖。

（2）次要标准：①符合真性红细胞骨髓象改变。②血清 EPO 水平降低。③体孔培养有内源性红系集落形成。

【治疗原则】

对血细胞比容过高，有症状和并发症给予治疗。

1. 放血疗法或红细胞去除术

如存在高黏滞综合征或血红蛋白高于 200g/L 应采取静脉放血，每 1～3 日一次，每次 300～500ml，老年人或有心血管疾病患者慎重。使用血细胞分离机进行红细胞去除术，可以较快使血红蛋白下降。一次总循环量以 2000ml 左右血量为宜，大约可以下降 3～5g 血红蛋白。隔天可以再进行一次红细胞去除术，以达到红细胞数低于 6×10^{12}/L 或血细胞比容下降至50%以下为目标。

2. 药物治疗

（1）羟基脲：每日0.5～2.0g，根据血象调整剂量。

（2）干扰素300万U，隔日皮下注射。

3. 放射性核素 ^{32}P 治疗

适用于对放血及药物治疗效果不佳的老年患者。

第十二章　原发性血小板增多症

原发性血小板增多症为以巨核细胞增生为主、血小板显著增多的骨髓增殖性肿瘤。

【诊断标准】

（一）临床表现

起病缓慢，表现轻重不一。轻者除疲劳、乏力外，无其他症状。也可无症状，因偶尔发现血小板增多或脾大而被确诊。患者可出现出血表现，以胃肠道及鼻出血为常见，也可表现为皮肤、黏膜瘀点或瘀斑。约1/3患者有血栓形成，多见于肢体，表现为手足发麻、发绀、指趾疼痛、溃疡甚至坏疽。静脉血栓形成以下肢居多，也可发生在肝、脾、肠系膜、肾及门静脉。20%患者有无症状脾栓塞，导致脾萎缩。肝脾可轻至中度肿大。

（二）实验室检查

1. 血象

血小板多在（450～3000）×10^9/L，血小板形态一般正常，偶见巨大、畸形或小形的血小板。白细胞多在（10～30）×10^9/L，分类以中性分叶核粒细胞为主。

2. 骨髓象

有核细胞增生活跃或明显活跃，巨核细胞增生尤为明显，以大的成熟巨核细胞增多为特征，有大量血小板聚集。

3. 出凝血功能测定

出血时间可延长，凝血酶原消耗时间缩短，血块退缩不良。

4. 50%患者可发现 $JAK2^{V617F}$ 突变。

（三）WHO 诊断标准

符合下面4条主要标准、或前3条主要标准+1条次要标准可以诊断。

（1）主要标准：①血小板计数≥450×10^9/L。②骨髓组织提示主要为巨核系细胞增生，且以成熟的大巨核细胞数量的增多为主，无明显粒系或者红系增生。③无符合WHO诊断标准的慢性粒细胞白血病，真性红细胞增多症，原发性骨髓纤维化，骨髓增生异常综合征和其他骨髓增殖性疾病。④$JAK2^{V617F}$ 基因或CALR或MPL突变。

（2）次要标准：①有其他克隆造血的标志。②无反应性血小板增多的证据。

【治疗原则】

1. 调整心血管危险因素

应确定ET患者是否存在心血管疾病及血栓性疾病的危险因素并予以相应治疗。

2. 细胞抑制治疗

ET患者可以根据是否具有以下因素之一进行降细胞治疗：年龄（是否＞60岁）、血栓既往史、PLT是否＞1500×10^9/L。降细胞的选择包括羟基脲及干扰素。羟基脲0.5～2g/d，根据血细胞计数调整剂量。干扰素一般采用α干扰素，300万～600万U，隔日一次，皮下注射。

3. 抗血小板治疗

PLT＞1000×10^9/L 的患者服用阿司匹林可增加出血风险，应慎用。PLT＞1500×10^9/L 的患者不推荐服用阿司匹林。对阿司匹林不耐受的患者可换用氯吡格雷。

4. 血小板单采术

可迅速减少血小板量，改善症状。适用于需尽快降低血小板数或骨髓抑制性药物效果差的患者。

第十三章　原发性骨髓纤维化

原发性骨髓纤维化（primary myelofibrosis，PMF）是因骨髓造血组织中原纤维细胞恶性增生，网状蛋白纤维增多和胶原沉积影响造血，而引起的慢性克隆性髓系疾病，是一种起源于单个恶性造血多潜能细胞克隆性扩张的恶性疾病。

【临床表现及辅助检查】

1. 症状

（1）发病年龄多在 50 岁以上，诊断时中位年龄约为 65～70 岁，但亦可发生在从新生儿至 90 岁以上老人。

（2）多数起病缓慢，早期无症状，逐渐出现疲劳、早饱感、腹部不适、皮肤瘙痒，以及活动力、注意力下降，近 1 年内体重下降。

（3）少数有低热、消瘦、盗汗、黄疸、便血、呕血、关节痛、骨痛等。

（4）晚期常表现严重的贫血及出血。

2. 体格检查

（1）消瘦、水肿、皮肤黏膜苍白、紫癜、巩膜及皮肤黄染、骨压痛。

（2）90%以上有肝、脾肿大，以脾肿大显著，多见巨脾症，少数有淋巴结肿大。

3. 辅助检查

（1）血象：贫血、白细胞升高、轻度中性粒细胞升高、血小板增多，约 10%病例出现二系或三系细胞减少。

（2）骨髓穿刺涂片和外周血涂片：骨髓增生活跃，粒系、巨核系细胞增生过度，可见病理性巨核细胞数量增加。血涂片常有未成熟粒系和红系前体细胞、泪滴状红细胞和巨大血小板。

（3）骨髓活检活组织切片病理细胞学分析：银染色常显示网状纤维增多，Gomori 三色染色晚期常有胶原纤维化。

（4）细胞遗传学检测：约 40%～60%有染色体异常，最常见的有 1q 部分三体、13 号染色体长臂中间缺失、del（13）（q12－22）以及 20q 缺失、8 号染色体三体，此外较常涉及的染色体异常有 5 号、6 号、7 号、9 号、13 号、20 号、或 21 号染色体。

（5）分子遗传学检测：JAK2、MPL 和 CALR 基因突变和 BCR－ABL 融合基因检测，ASXL1、TET2、DNMT3A、SRSF2、U2AF1、EZH2、IDH1/2、SF3B1、TP53 和 CBL 等基因突变作为二线检测。

（6）血清红细胞生成素（EPO）水平、尿酸、乳酸脱氢酶、肝功能、血清铁、铁蛋白等生化检查。

（7）肝脏、脾脏超声或 CT 检查，有条件单位推荐 MRI 测定患者脾脏容积。

（8）有可能接受造血干细胞移植（HSCT）的患者行 HLA 配型。

【诊断标准】

（一）MF 分级标准

MF 的诊断有赖于骨髓活检，为了保证准确病理分析，活检组织长度至少应 1.5cm 采用石蜡包埋，切片厚度为 3～4μm。MF 纤维标准［根据欧洲 MF 分级共识标准，表 13－1］：纤维分级、胶原分级和骨硬化级别。

表 13－1　欧洲骨髓纤维化（MF）分级共识标准

分级	标　准
MF－0	散在线性网状纤维，无交叉，相当于正常骨髓
MF－1	疏松的网状纤维，伴有很多交叉，特别是血管周围区
MF－2	弥漫且浓密的网状纤维增多，伴有广泛交叉，偶尔仅有局灶性胶原纤维和（或）局灶性骨硬化
MF－3	弥漫且浓密的网状纤维增多，伴有广泛交叉，有粗胶原纤维束，常伴有显著的骨硬化

（二）PMF 的诊断标准

采用 WHO（2016）诊断标准，包括纤维化前/早期 PMF（表 13－2）和明显纤维化期 PMF（表 13－3）。

表 13－2　纤维化前/早期原发性骨髓纤维化诊断标准

诊断需符合 3 条主要标准和至少 1 条次要标准	
主要标准	①有巨核细胞增生和异形巨核细胞，无明显网状纤维增多（≤MF－1），骨髓增生程度年龄调整后呈增高，粒系细胞增殖而红系细胞常减少 ②不能满足真性红细胞增多症、慢性髓性白血病（BCR－ABL 融合基因阴性）、骨髓增生异常综合征（无粒系和红系病态造血）或其他髓系肿瘤的 WHO 诊断标准 ③有 JAK2、CALR 或 MPL 基因突变，或无这些突变但有其他克隆性标志，或无继发性骨髓纤维化证据
次要标准	①非合并疾病导致的贫血 ②WBC≥11×10^9/L ③可触及的脾脏肿大 ④血清乳酸脱氢酶水平增高

表 13－3　明显纤维化期原发性骨髓纤维化诊断标准

诊断需符合以下 3 条主要标准和至少 1 条次要标准	
主要标准	①巨核细胞增生和异形巨核细胞，常伴有网状纤维或胶原纤维（MF－2 或 MF－3） ②不能满足真性红细胞增多症、慢性髓性白血病（BCR－ABL 融合基因阴性）、骨髓增生异常综合征（无粒系和红系病态造血）或其他髓系肿瘤的 WHO 诊断标准 ③有 JAK2、CALR 或 MPL 基因突变，或无这些突变但有其他克隆性标志，或无继发性骨髓纤维化证据
次要标准	①非合并疾病导致的贫血 ②WBC≥11×10^9/L ③可触及的脾脏肿大 ④幼粒、幼红血象 ⑤血清乳酸脱氢酶水平增高

（三）鉴别诊断

需要与感染、自身免疫性疾病、慢性炎性疾病、毛细胞白血病或其他淋巴系统肿瘤、转移性肿瘤及中毒性（慢性）骨髓疾患等导致的反应性骨髓纤维化相鉴别。

纤维化前/早期 PMF 应与原发性血小板增多症（ET）进行鉴别。ET 髓系和红系造血无显著增生，巨核细胞胞质和细胞核同步增大，体积大至巨大，细胞核高度分叶（鹿角状），嗜银染色纤维化分级常为 MF－0；纤维化前/早期 PMF 髓系造血显著增生，红系造血减低，巨核细胞细胞核体积的增大超过胞质，体积小至巨大，成簇分布，细胞核低分叶呈云朵状，嗜银染色纤维化分级常为 MF－0 或 MF－1。

有血细胞减少的 PMF 应与 MDS 合并骨髓纤维化进行鉴别。MDS 合并骨髓纤维化常为全血细胞减少，异形和破碎红细胞较少见，骨髓存在不同程度的三系病态造血，胶原纤维形成十分少见，常无肝脾肿大。

【预后】

PMF 确诊后应根据国际预后积分系统（IPSS）、动态国际预后积分系统（DIPSS）或 DIPSS－Plus 预后积分系统（表 13－4）进行预后分组。IPSS 适合初诊状态，DIPSS 和 DIPSS－Plus 适合病程中任一时点的预后评估。

表 13－4　国际预后积分系统（IPSS）和动态国际预后积分系统（DIPSS）

预后因素	IPSS 积分	DIPSS 积分	DIPSS－Plus 积分
年龄＞65 岁	1	1	－
有体质性症状	1	1	－
HGB＜100g/L	1	2	－
WBC＞25×10^9/L	1	1	－
外周血原始细胞≥1%	1	1	－
PLT＜100×10^9/L	－	－	1
需要红细胞输注	－	－	1
预后不良染色体核型*	－	－	1
DIPSS 中危－1	－	－	1
DIPSS 中危－2	－	－	2
DIPSS 高危	－	－	3

注：* 不良预后染色体核型包括复杂核型或涉及+8、－7/7q－、i（17q）、－5/5q－、12p－、inv（3）或 11q23 重排的单个或 2 个异常。IPSS 分组：低危（0 分）、中危－1（1 分）、中危－2（2 分）、高危（≥3 分）。DIPSS 分组：低危（0 分）、中危－1（1 或 2 分）、中危－2（3 或 4 分）、高危（5 或 6 分）。DIPSS－Plus 分组：低危（0 分）、中危－1（1 分）、中危－2（2 或 3 分）、高危（4～6 分）

【治疗】

PMF 的治疗策略主要根据患者是否存在贫血、脾脏肿大、体质性症状等临床问题，结合预后分组给予适当治疗。

（一）无须治疗

无明显的临床症状、且血红蛋白≥100g/L、且白细胞≤25×10^9/L、且血小板计数≤1000×10^9/L、且无明显的脾脏肿大（触诊左缘肋下≤10cm）的 IPSS/DIPSS/DIPSS－Plus 低危和中危－1 的患者。如有降细胞治疗指征，首选羟基脲或 IFN－α 治疗。

（二）存在贫血（血红蛋白＜100g/L）

主要包括应用糖皮质激素、雄激素、EPO 和免疫调节剂。贫血和（或）血小板减少的初治患者应予雄激素（司坦唑醇 6mg/d 或达那唑 200mg q8h）联合糖皮质激素（泼尼松 30mg/d)，至少 3 个月。EPO 适用于血清 EPO＜100U/L 的患者，常用剂量为每周 3～5WU。沙利度胺可应用小剂量（50mg/d）联合泼尼松 0.5mg/（kg·d）。来那度胺亦可联合泼尼松 30mg/d，PLT＜100×10^9/L 起始剂量为 5mg/d，PLT≥100×10^9/L 起始剂量为 10mg/d，连续服用 21 天后停用 7 天，28 天为 1 个周期。

（三）存在脾脏肿大

（1）芦可替尼：对于脾脏肿大的 IPSS/DIPSS/DIPSS－Plus 中危－2、高危患者及有严重症状性脾肿大（如左上腹疼或由于早饱而影响进食量）的中危－1 患者的一线治疗。

（2）骨髓抑制剂：羟基脲可作为首选药物之一，羟基脲治疗无效的患者可用其他骨髓抑制剂替换，如静脉使用克拉屈滨（5mg/（m^2·d）×5d，每次输注 2h，每月 1 个疗程，重复 4～6 个月）、口服美法仑（2.5mg，每周 3 次）或口服白消安（2～6mg/d）。

（3）脾区照射：可缓解肝、脾肿大所致的饱胀症状，仅有暂时疗效，总剂量为 0.1～0.5Gy，分 5～10 次。

（4）脾切除术：是药物治疗无效的脾肿大患者的选择之一，指征包括：有症状的门脉高压（如静脉曲张出血、腹水）、药物难治的显著脾肿大伴有疼痛或合并严重恶病质及依赖输血的贫血。脾切除术前推荐使用预防性降细胞和抗凝药物治疗，将血小板计数维持在 400×10^9/L 以下。PMF 脾切除术的围手术期死亡率为 5%～10%，术后并发症发生率约为 50%，并发症包括手术部位出血、血栓形成、膈下脓肿、肝脏加速肿大、血小板计数极度增高和伴原始细胞过多的白细胞增多。

（四）存在体质性症状

用目前国际公认的 MPN 总症状评估量表（MPN－SAF－TSS，简称 MPN－10）对患者进行症状负荷进行评估，包括：疲劳、早饱感、腹部不适、活动力、注意力、夜间盗汗、骨痛、发热和体重下降。严重的体质性症状视为治疗指征，针对脾脏肿大的治疗可部分缓解体质性症状。对 MPN－10 总积分＞44 分、或难治且严重（单项评分＞6 分）的皮肤瘙痒、或不是由其他原因导致的体重下降（过去 6 个月下降＞10%）、或不能解释的发热的患者，芦可替尼作为一线治疗。

（五）有造血干细胞移植指征

异基因造血干细胞移植（allo－HSCT）是目前唯一可能治愈 PMF 的治疗方法，但顾及治疗相关死亡率需严格掌握适应证（指 IPSS 高危、中危－2 患者以及输血依赖或有不良细胞遗传学异常的患者）。导致移植失败的危险因素有：红细胞输注负荷多、重度脾大、非 HLA 相合的同胞供者，造血干细胞移植共患病指数（HCT－CI）评分高、高龄、疾病晚期等。

（六）进入急变期

生存期仅数月。首选诱导化疗，对拟行 allo－HSCT 的患者，移植前只需疾病逆转至慢性期，不强求达到完全缓解，然后行 allo－HSCT。

【疗效判断标准】

原发性骨髓纤维化诊断与治疗中国指南疗效标准（2019 年版）采用 2013 年的 EUMNET 和 IWG－MRT 共识标准（表 13－5）。

表 13－5　原发性骨髓纤维化（PMF）疗效评价标准

完全缓解（CR）	以下条件需全部符合：①骨髓：符合年龄校准的正常增生等级，原始细胞＜5%，骨髓纤维化分级≤1 级（欧洲分级标准）；和②外周血：HGB≥100g/L，PLT≥100×10^9/L，ANC≥1×10^9/L，且上述指标均不高于正常值上限；幼稚髓系细胞＜2%；和③临床症状、体征（包括肝、脾肿大）完全消失，无髓外造血的证据
部分缓解（PR）	符合以下条件之一：①外周血：HGB≥100g/L，PLT≥100×10^9/L，ANC≥1×10^9/L，上述指标均不高于正常值上限；幼稚髓系细胞＜2%；临床症状、体征（包括肝脾肿大）完全消失，无髓外造血的证据。或②骨髓：符合年龄校准的正常增生等级，原始细胞＜5%，骨髓纤维化分级≤1 级；外周血：HGB（85～＜100）g/L，PLT（50～＜100）×10^9/L，ANC≥1×10^9/L 但低于正常值上限，幼稚髓系细胞＜2%；临床症状、体征（包括肝脾肿大）完全消失，无髓外造血的证据
临床改善（CI）	贫血、脾大或症状改善，无疾病进展或贫血、血小板减少、中性粒细胞减少加重贫血疗效：非输血依赖患者 HGB 升高≥20g/L；输血依赖患者脱离输血（在治疗期间连续 12 周以上未输注红细胞且 HGB≥85g/L）脾脏疗效：①基线时脾脏肋缘下 5～10cm 者变为肋缘下不可触及；②基线脾脏肋缘下＞10cm 者减少≥50%；③基线脾脏肋缘下＜5cm 者不进行脾脏疗效评估；④脾脏疗效需要通过 MRI 或 CT 证实脾脏容积减少≥35%症状疗效：MPN 症状评估表－症状总积分（MPN－SAF TSS）减少≥50%
疾病进展（PD）	符合以下条件之一：①基线脾脏肋缘下＜5cm 者出现新的进行性脾肿大；②基线脾脏肋缘下 5～10cm 者，可触及的脾脏长度增加≥100%；③基线脾脏肋缘下＞10cm 者，可触及的脾脏长度增加＞50%；④骨髓原始细胞＞20%，证实为向白血病转化；⑤外周血原始细胞≥20%且原始细胞绝对值≥1×10^9/L 并持续至少 2 周
疾病稳定（SD）	不符合上述任何一项
复发	符合以下条件之一：①取得完全缓解、部分缓解或临床改善后，不再能达到至少临床改善的标准；②失去贫血疗效持续至少 1 个月；③失去脾脏疗效持续至少 1 个月
细胞遗传学缓解	在评价细胞遗传学疗效时至少要分析 10 个分裂中期细胞，并且要求在 6 个月内重复检测证实。①完全缓解（CR）：治疗前存在细胞遗传学异常，治疗后消失；②部分缓解（PR）：治疗前异常的中期分裂细胞减少≥50%（PR 限用于基线至少有 10 个异常中期分裂细胞的患者）
分子生物学缓解	分子生物学疗效评价必须分析外周血粒细胞，并且要求在 6 个月内重复检测证实。①完全缓解（CR）：治疗前存在的分子生物学异常在治疗后消失；②部分缓解（PR）：等位基因负荷减少≥50%（部分缓解仅用于基线等位基因负荷至少有 20%突变的患者）
细胞遗传学/分子生物学复发	重复检测证实既往存在的细胞遗传学/分子生物学异常再次出现

注：每项符合指标需维持时间≥12 周方可判断所达疗效类型；ANC：中性粒细胞绝对计数

第十四章　骨髓增生异常综合征

骨髓增生异常综合征（myelodysplastic syndromes，MDS）是一组起源于造血干细胞的异质性髓系克隆性疾病，特点是髓系细胞发育异常，表现为无效造血、难治性血细胞减少、向急性髓系白血病（AML）程度不一的转化风险。通常是原发的，但有一部分是在细胞毒治疗淋巴瘤或实体瘤时损伤造血细胞所致。诊断 MDS 需要排除其他可导致血细胞减少和发育异常的造血及非造血系统疾病。

【临床表现及辅助检查】

1. 症状

（1）起病多隐袭，中老年男性多见，多数病例发生在 50～90 岁之间，确诊中位年龄≥65 岁，除治疗相关 MDS 外起病年龄小于 50 岁者不常见，青少年及儿童少见。

（2）临床表现多样化，初发症状无特异性，常以轻重不一的贫血、出血倾向或感染就诊。部分病人无症状，体检过程中发现血象异常而就诊。

（3）发热和体重减轻等全身性症状并不常见，一般是 MDS 或并发症的晚期表现。

（4）皮炎多见于自身抗体阳性的患者。

2. 体格检查

（1）多数患者面色苍白、疲乏、紫癜，少数口腔溃疡及黄疸等。

（2）部分患者肝、脾、淋巴结无痛性轻度肿大，少数患者有胸骨压痛、肋骨或四肢关节痛。

（3）皮肤病不常见，但有两种比较常见的综合征：Sweet 综合征（急性发热性嗜中性皮病）；皮肤髓样肉瘤（也称为粒细胞肉瘤或绿色瘤）。

3. 实验室检查

（1）血象：外周血一系或多系血细胞减少，确诊时存在全血细胞减少的可达 50%，几乎所有患者存在大细胞性或正细胞性贫血。

（2）骨髓穿刺涂片：检测各系血细胞发育异常、原始细胞比例、环状铁粒幼红细胞比例。MDS 患者外周血和骨髓的形态学异常分为两类：原始细胞比例增高和细胞发育异常。拟诊 MDS 患者应进行骨髓铁染色计数环形铁粒幼红细胞，定义为幼红细胞胞质内蓝色颗粒在 5 颗以上且围绕核周 1/3 以上者。

（3）骨髓活检：通常在髂后上棘进行，长度不少于 1.5cm。了解骨髓细胞增生情况、巨核细胞数量、CD34 原位免疫组化、纤维化程度及肿瘤骨髓转移等。病态造血明显，骨髓组织病理学特征有幼稚前体细胞异常定位（abnormal localization of immature precursors，ALIP）。各个 MDS 亚型都可发生骨髓纤维化，最好使用嗜银染色检查，不常发生成熟胶原沉积（采用三色染色法检验）。怀疑为 MDS 的患者应行原位免疫组化（immunohistochemical，IHC），常用的检测标志：CD34、MPO、GPA、CD61、CD42、CD68、CD20 和 CD3。

（4）细胞遗传学检测：分析≥20 个骨髓细胞的中期分裂象。40%～60%的 MDS 患者具有非随机的染色体异常，常见的染色体异常中部分具有诊断价值（表 14–1）。+8、del（20q）和 – Y 亦可见于再生障碍性贫血及其他血细胞减少疾病，故单纯存在+8、del（20q）和 – Y 不能诊断 MDS。针对 MDS 常见异常的组套探针进行荧光原位杂交（FISH）检测可提高部分 MDS 患者细胞遗传学异常检出率，对骨髓干抽、无中期分裂象、分裂象质量差或可分析中期分裂象＜20 个者，应进行 FISH 检测，通常探针应包括：5q31、CEP7、7q31、CEP8、20q、CEPY 和 TP53。

表 14 – 1　初诊骨髓增生异常综合征（MDS）患者重现性染色体异常及频率

染色体异常	频率	
	MDS 总体	治疗相关性 MDS
不平衡		
+8*	10%	
– 7/del（7q）	10%	50%
del（5q）	10%	40%
del（20q）	5%～8%	
– Y	5%	
i（17q）/t（17p）	3%～5%	25%～30%
– 13/del（13q）	3%	
del（11q）	3%	
del（12p）/t（12p）	3%	
del（9q）	1%～2%	
idic（X）（q13）	1%～2%	
平衡		
t（11；16）（q23.3；p13.3）		3%
t（3；21）（q26.2；q22.1）		2%
t（1；3）（p36.3；q21.2）	1%	
t（2；11）（p21；q23.3）	1%	
inv（3）（q21.3；q26.2）/t（3；3）（q21.3；q26.2）	1%	
t（6；9）（p23；q34.1）	1%	

注：* 缺乏形态学诊断依据，伴单纯的+8、del（20q）和 – Y 不能诊断为 MDS；原因不明的持续性血细胞减少，伴表中的其他异常可作为 MDS 的诊断依据

（5）流式细胞术（FCM）：通过外周血和骨髓形态学分析来寻找异型增生的证据，目前尚无 MDS 特异性的抗原标志或标志组合，且这种方法存在主观性，所以对于缺乏确定诊断意义（细胞形态学、活检或细胞遗传学表现）的患者不能仅靠 FCM 检测确诊 MDS。

（6）分子遗传学检测：MDS 常见基因突变（表 14 – 2）对诊断有潜在的应用价值，部分基因的突变状态对 MDS 的危险度分层有一定的价值，推荐选做检测项目：TP53、TET2、DNMT3A、IDH1/2、EZH2、ASXL1、SRSF2、RUNX1、U2AF1、SETBP1 等。

表 14-2　骨髓增生异常综合征中常见基因突变

基因突变	涉及通路	频率	预后意义
SF3B1*	RNA 剪切	20%～30%	好
TET2*	DNA 甲基化	20%～30%	中性或不明确
ASXL1*	组蛋白修饰	15%～20%	差
SRSF2*	RNA 剪切	≤15%	差
DNMT3A*	DNA 甲基化	≤10%	差
RUNX1	转录因子	≤10%	差
U2AF1*	RNA 剪切	5%～10%	差
TP53*	肿瘤抑制因子	5%～10%	差
EZH2	组蛋白修饰	5%～10%	差
ZRSR2	RNA 剪切	5%～10%	中性或不明确
STAG2	黏连蛋白复合物	5%～7%	差
IDH1/IDH2	DNA 甲基化	≤5%	中性或不明确
CBL*	信号转导	≤5%	差
NRAS	转录因子	≤5%	差
BCOR*	转录因子	≤5%	差

注：* 该类基因也在健康人群的克隆性造血中有报道

（7）血清维生素 B_{12}、叶酸、铁蛋白、铁及总铁结合力测定。

【诊断】

（一）诊断标准

MDS 的最低诊断标准见表 14-3。

表 14-3　骨髓增生异常综合征的最低诊断标准

MDS 诊断需满足两个必要条件和一个主要标准
（1）必要条件（两条均须满足）
①持续 4 个月一系或多系血细胞减少（如检出原始细胞增多或 MDS 相关细胞遗传学异常，无需等待可诊断 MDS）
②排除其他可导致血细胞减少和发育异常的造血及非造血系统疾病
（2）MDS 相关（主要）标准（至少满足一条）
①发育异常：骨髓涂片中红细胞系、粒细胞系、巨核细胞系发育异常细胞的比例≥10%
②环状铁粒幼红细胞占有核红细胞比例≥15%，或≥5%且同时伴有 SF3B1 突变
③原始细胞：骨髓涂片原始细胞达 5%～19%（或外周血涂片 2%～19%）
④常规核型分析或 FISH 检出有 MDS 诊断意义的染色体异常
（3）辅助标准（符合必要条件、未达主要标准、存在输血依赖的大细胞性贫血等常见 MDS 临床表现的患者如符合≥2 条辅助标准，诊断为疑似 MDS）
①骨髓活检切片的形态学或免疫组化结果支持 MDS 诊断
②骨髓细胞的流式细胞术检测发现多个 MDS 相关的表型异常，并提示红系和（或）髓系存在单克隆细胞群
③基因测序检出 MDS 相关基因突变，提示存在髓系细胞的克隆群体

注：血细胞减少的标准：中性粒细胞绝对值＜1.8×10^9/L，血红蛋白＜100g/L，血小板计数＜100×10^9/L

（二）可能发展为MDS的前驱疾病（potential pre-phases of MDS）

MDS 诊断的确立需排除可能发展为 MDS 的前驱疾病，包括意义未明的特发性血细胞减少症（ICUS）、克隆性造血（CHIP）以及克隆性血细胞减少症（CCUS）（表 14－4）。

ICUS 诊断标准：需持续（≥4 个月）一系或多系血细胞减少，且排除 MDS 和其他已知可导致血细胞减少的原因。

CHIP 诊断标准：MDS 相关基因突变可见于健康人群，当基因突变等位基因突变频率（VAF）≥2%时诊断为 CHIP。

CCUS 诊断标准：ICUS 如检出 MDS 相关基因突变，诊断为 CCUS。

MDS 诊断标准：ICUS 出现符合 MDS 标准的发育异常或 MDS 相关染色体异常，诊断为 MDS。

表 14－4　可能发展为 MDS 的前驱疾病、MDS 的典型特征比较

特征	可能发展为 MDS 的前驱疾病和 MDS				
	ICUS	CHIP	CCUS	低危 MDS	高危 MDS
单克隆或寡克隆	－/+	+	+	+	+
发育异常[a]	－	－	－	+	+
血细胞减少[b]	+	－	+	+	+
骨髓原始细胞	＜5%	＜5%	＜5%	＜5%	＜20%
流式异常	+/－	+/－	+/－	++	+++
细胞遗传学异常[c]	－/+	+/－	－	+	++
分子异常	－	+	+	++	+++

注：[a]发育异常细胞占相应系别细胞的比例≥10%；[b]至少 4 个月的持续血细胞减少；[c]部分患者中 MDS 相关异常克隆可通过 FISH 检查发现

（三）鉴别诊断应考虑到的疾病

1. 先天性或遗传性血液病：先天性红细胞生成异常性贫血、遗传性铁粒幼红细胞性贫血、先天性角化不良、范可尼贫血等。

2. 其他累及造血干细胞的疾病：再生障碍性贫血、阵发性睡眠性血红蛋白尿症、原发性骨髓纤维化、大颗粒淋巴细胞白血病、急性白血病等。

3. 维生素 B_{12} 或叶酸缺乏。

4. 接受细胞毒性药物、细胞因子治疗或接触有血液毒性的化学制品或生物制剂等。

5. 慢性病性贫血、慢性肝病、病毒感染（如 HIV、CMV、EBV 等）。

6. 自身免疫性血细胞减少、甲状腺功能减退或其他甲状腺疾病。

7. 重金属（如砷剂等）中毒、过度饮酒、铜缺乏。

【分型】

（一）FAB分型（表14-5）

表14-5 骨髓增生异常综合征的FAB分型

FAB类型	外周血	骨髓
RA	原始细胞＜1%	原始细胞＜5%
RARS	原始细胞＜1%	原始细胞＜5%，环状铁粒幼红细胞＞有核红细胞15%
RAEB	原始细胞＜5%	原始细胞5%～20%
RAEB-t	原始细胞≥5%	原始细胞＞20%而＜30%；或幼粒细胞出现Auer小体
CMML	原始细胞＜5%，单核细胞绝对值＞$1×10^9/L$	原始细胞5%～20%

注：RA：难治性贫血；RARS：难治性贫血伴有环状铁粒幼红细胞；RAEB：难治性贫血伴有原始细胞过多；RAEB-t：转化中RAEB；CMML：慢性粒单细胞白血病

（二）WHO（2016）分型（表14-6）

表14-6 WHO（2016）MDS修订分型

疾病类型	发育异常	血细胞减少	环状铁粒幼红细胞	骨髓和外周血原始细胞	常规核型分析
MDS伴单系血细胞发育异常（MDS-SLD）	1系	1～2系	＜15%或＜5%[a]	骨髓＜5%，外周血＜1%，无Auer小体	任何核型，但不符合伴单纯del（5q）MDS标准
MDS伴多系血细胞发育异常（MDS-MLD）	2～3系	1～3系	＜15%或＜5%[a]	骨髓＜5%，外周血＜1%，无Auer小体	任何核型，但不符合伴单纯del（5q）MDS标准
MDS伴环状铁粒幼红细胞（MDS-RS）					
MDS-RS-SLD	1系	1～2系	≥15%或≥5%[a]	骨髓＜5%，外周血＜1%无Auer小体	任何核型，但不符合伴单纯del（5q）MDS标准
MDS-RS-MLD	2～3系	1～3系	≥15%或≥5%[a]	骨髓＜5%，外周血＜1%无Auer小体	任何核型，但不符合伴单纯del（5q）MDS标准
MDS伴单纯del（5q）	1～3系	1～2系	任何比例	骨髓＜5%，外周血＜1%无Auer小体	仅有del（5q），可以伴有1个其他异常［-7或del（7q）除外］
MDS伴原始细胞增多（MDS-EB）					
MDS-EB-1	0～3系	1～3系	任何比例	骨髓5%～9%或外周血2%～4%，无Auer小体	任何核型
MDS-EB-2	0～3系	1～3系	任何比例	骨髓10%～19%或外周血5%～19%或有Auer小体	任何核型
MDS，不能分类型（MDS-U）					
外周血原始细胞1%	1～3系	1～3系	任何比例	骨髓＜5%，外周血=1%[b]，无Auer小体	任何核型
单系血细胞发育异常伴全血细胞减少	1系	3系	任何比例	骨髓＜5%，外周血＜1%，无Auer小体	任何核型
伴有诊断意义核型异常	0系	1～3系	＜15%[c]	骨髓＜5%，外周血＜1%，无Auer小体	有定义MDS的核型异常

注：MDS：骨髓增生异常综合征；血细胞减少定义为血红蛋白＜100g/L、血小板计数＜$100×10^9/L$、中性粒细胞绝对计数＜$1.8×10^9/L$，极少情况下MDS可见这些水平以上的轻度贫血或血小板减少，外周血单核细胞必须＜$1×10^9/L$；[a]如果存在SF3B1突变；[b]外周血=1%的原始细胞必须有两次不同时间检查的记录；[c]若环状铁粒幼红细胞≥15%的病例有明显红系发育异常，则归类为MDS-RS-SLD

【危险度分层】

MDS 患者常用危险度分层系统包括国际预后积分系统（IPSS）（表 14–7）、WHO 分型预后积分系统（WPSS）（表 14–8）和修订的国际预后积分系统（IRSS–R）（表 14–9）。

表 14–7　骨髓增生异常综合征的国际预后积分系统（IPSS）

预后变量	积分				
	0	0.5	1	1.5	2
骨髓原始细胞（%）	＜5	5～10	–	11～20	21～30
染色体核型[a]	好	中等	差		
血细胞减少系列[b]	0～1	2～3			

注：[a]预后好核型：正常，–Y，del（5q），del（20q）；预后中等核型：其余异常；预后差核型：复杂（≥3 个异常）或 7 号染色体异常。[b]中性粒细胞绝对计数＜1.8×10^9/L，血红蛋白＜100g/L，血小板计数＜100×10^9/L。IPSS 危险度分类：低危：0 分；中危–1：0.5～1 分；中危–2：1.5～2 分；高危：≥2.5 分

表 14–8　骨髓增生异常综合征（MDS）的 WHO 分型预后积分系统（WPSS，2011 年版）

预后变量	积分			
	0	1	2	3
WHO 分类	RCUD、RARS、伴有单纯 del（5q）的 MDS	RCMD	RAEB–1	RAEB–2
染色体核型[a]	好	中等	差	–
严重贫血[b]	无	有		

注：RCUD：难治性血细胞减少伴单系发育异常；RARS：难治性贫血伴有环状铁粒幼红细胞；RCMD：难治性血细胞减少伴有多系发育异常；RAEB：难治性贫血伴有原始细胞过多。[a]预后好核型：正常核型，–Y，del（5q），del（20q）；预后中等核型：其余异常；预后差核型：复杂（≥3 个异常）或 7 号染色体异常。[b]男性患者血红蛋白＜90g/L，女性患者血红蛋白＜80g/L。WPSS 危险度分类：极低危：0 分；低危：1 分；中危：2 分；高危：3～4 分；极高危：5～6 分

表 14–9　骨髓增生异常综合征修订国际预后积分系统（IPSS–R）

	积分						
	0	0.5	1	1.5	2	3	4
细胞遗传学[a]	极好		好		中等	差	极差
骨髓原始细胞（%）	≤2		＞2～＜5		5～10	＞10	
血红蛋白（g/L）	≥100		80～＜100	＜80			
血小板计数（$\times10^9$/L）	≥100	50～＜100	＜50				
中性粒细胞绝对计数（$\times10^9$/L）	≥0.8	＜0.8					

注：[a]极好：–Y，del（11q）；好：正常核型，del（5q），12p–，del（20q），del（5q）附加另一种异常；中等：del（7q），+8，+19，i（17q），其他 1 个或 2 个独立克隆的染色体异常；差：–7，inv（3）/t（3q）/del（3q），–7/del（7q）附加另一种异常，复杂异常（3 个）；极差：复杂异常（＞3 个）。IPSS–R 危险度分类：极低危：≤1.5 分；低危：＞1.5～3 分；中危：＞3～4.5 分；高危：＞4.5～6 分；极高危：＞6 分

【治疗】

MDS 患者的治疗需根据预后分组，结合年龄、体能状况、合并疾病、治疗依从性

等进行综合评估。较低危组的治疗目标是改善造血、保护脏器功能和提高生活质量，包括尽可能降低治疗毒性；较高危组的治疗目标是延缓疾病进展、延长生存期和治愈（图 14–1）。

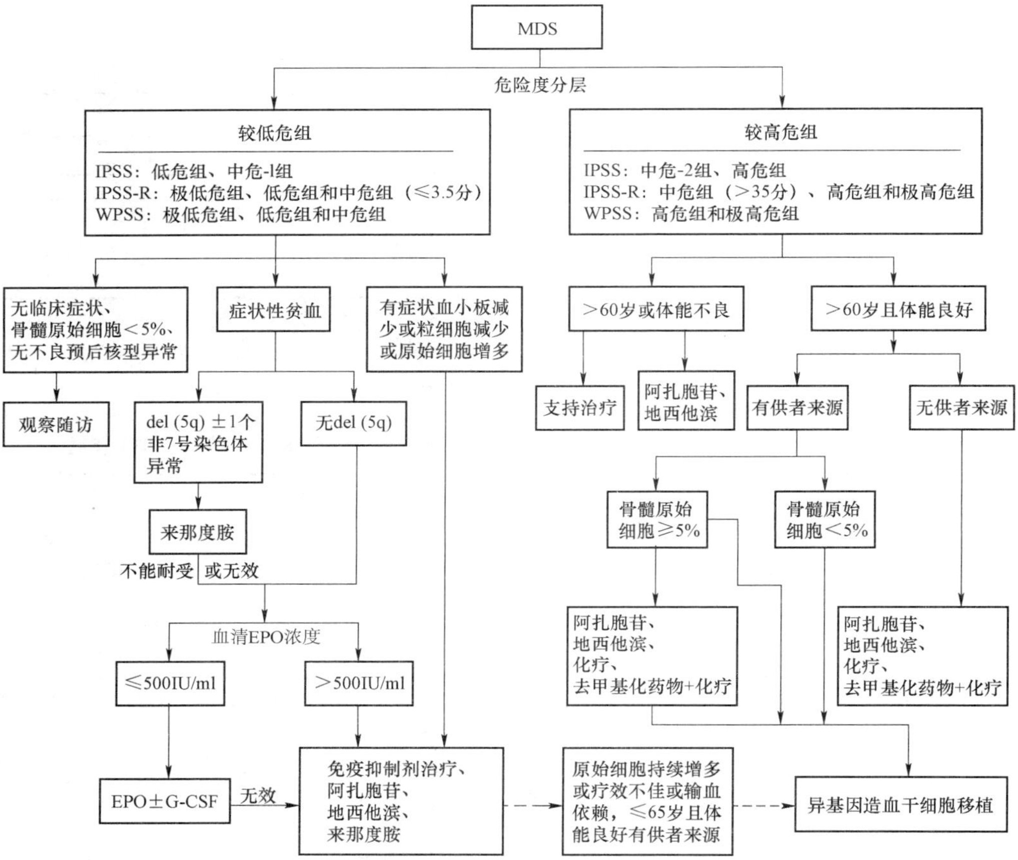

图 14–1　骨髓增生异常综合征的治疗路径

（1）支持治疗：成分输血、EPO、G–CSF 或 GM–CSF 和去铁治疗；感染时应用抗感染药物，预防性抗感染治疗一般认为没有帮助。

（2）免疫调节剂治疗：沙利度胺或来那度胺。来那度胺的适应证为：①对于伴有 del（5q）±1 种其他异常（除 –7/7q – 外）的较低危组患者，如存在输血依赖性贫血可应用，但如有以下情况不建议应用：骨髓原始细胞比例＞5%、复杂染色体核型、IPSS – 中危 –2 或高危组、TP53 基因突变；②对于不伴有 del（5q）的较低危组患者，如存在输血依赖性贫血、且对细胞因子治疗效果不佳或不适合采用细胞因子治疗，也可考虑应用。

（3）免疫抑制剂治疗（IST）：抗胸腺细胞球蛋白（ATG）和环孢素 A，适应证为：预后分组为较低危、骨髓原始细胞比例＜5%或骨髓增生低下、正常核型或单纯+8、存在输血依赖、HLA – DR15 阳性或存在 PNH 克隆。

（4）去甲基化药物：5 – 阿扎胞苷、地西他滨。适应证为：严重粒细胞减少和（或）血小板减少或高危组无条件移植者。4～6 个疗程后评估疗效，有效者可持续使用。

（5）化疗：AML 标准 3+7 诱导方案或预激方案 CAG、HAG，预激方案可联合去甲基化药物。适应证为：化疗是较高危组非移植患者的治疗方式之一。

（6）异基因造血干细胞移植（allo－HSCT）：是治愈 MDS 的唯一方法，适应证为：①年龄＜65 岁、较高危组患者；②年龄＜65 岁、伴有严重血细胞减少、经其他治疗无效或伴有不良预后遗传学异常（如－7、3q26 重排、TP53 基因突变、复杂核型、单体核型）的较低危组患者。

（7）其他药物：雄激素类似物如达那唑、司坦唑醇和十一酸睾丸酮，持续治疗 2～4 个月评估疗效，需监测肝功能；全反式维甲酸：20mg，口服，每日 2～3 次。

第十五章 淋 巴 瘤

淋巴瘤是原发于淋巴结和（或）结外淋巴组织的恶性肿瘤。组织病理学可见分化、成熟程度不一的肿瘤性淋巴细胞大量增生，正常淋巴结结构被破坏。根据组织病理学特点分为霍奇金淋巴瘤（HL）和非霍奇金淋巴瘤（NHL）两大类。

第一节 霍奇金淋巴瘤

HL 常发生于年轻人，早期多为局限性，如颈、锁骨上及纵隔等淋巴结肿大，继而扩散至邻近淋巴结。在肿瘤组织中常常见到典型的 Reed－Stemberg（R－S）细胞，并伴有数量不等的背景细胞，如淋巴细胞、浆细胞、嗜酸性粒细胞及中性粒细胞等。根据免疫表型、肿瘤细胞形态及背景细胞等病理学特点分为结节性淋巴细胞为主型霍奇金淋巴瘤（NLPHL）和经典型霍奇金淋巴瘤（CHL），NLPHL 约占 10%，CHL 约占 90%。NLPHL 的组织学特点是出现异型淋巴细胞核组织细胞，而 CHL 的组织学特点是在炎症细胞背景中出现 R－S 细胞。CHL 又分为四个亚型，分别为富于淋巴细胞型、结节硬化型、混合细胞型、淋巴细胞削减型。HL 病因不明，部分与 EB 病毒感染有关。经积极治疗，约 90%以上患者可以治愈，总体预后良好。

【诊断标准】

（一）临床表现

1. 全身症状

常有发热，热型常不定，部分患者可有周期性发热。时有乏力、盗汗、体重减轻，有时有皮肤表现如皮疹、瘙痒、红斑等，晚期有贫血、恶病质等。

2. 局部表现

淋巴结肿大为本病主要表现，其好发部位是颈、锁骨上、腋窝及纵隔等。肿大的浅表淋巴结一般无触痛，质坚韧如橡皮样，可产生相应的压迫症状。约 1/5 患者饮酒后有肿大淋巴结疼痛。晚期可累及邻近组织器官出现相应的症状。

（二）检查

1. 淋巴结活检、组织病理学检查

这是确诊本病所必要的方法。淋巴结穿刺涂片结合印片检查对诊断有参考价值。CHL 典型的免疫表型为：CD15+、CD30+、PAX－5+（常弱阳性）、CD3−、CD20−（绝大部分）、CD45−、CD79a−；NLPHL 典型的免疫表型为：CD20+、CD45+、CD79a+、BCL6+、PAX－5+、CD3−、CD15−、CD30−。

2. 血象及骨髓象

疾病早期血象无特异性改变，有时嗜酸性粒细胞增多，晚期可有血细胞的减少。骨髓检查常做骨髓细胞学检查和活检，一般呈反应性增生，晚期可见典型 R－S 细胞。

3. 影像学检查

有 X 线平片、B 超、CT、MRI、PET/CT 等检查，可见病灶累及部位淋巴结肿大、血流信号异常、淋巴结皮髓质结构模糊、多个淋巴结融合成团块等。PET 可见病灶部位放射性摄取异常增高。目前建议在初诊、治疗中期及随访期接受 PET/CT，以指导分层治疗。

4. 血液生化检查

常见血浆球蛋白增高，早期 IgG、IgA 升高，随疾病进展，血清碱性磷酸酶及乳酸脱氢酶（LDH）增高，可有 β_2－微球蛋白（β_2－MG）、C－反应蛋白（C－RP）升高，部分患者有单克隆免疫球蛋白升高。

5. 血沉检查

大部分患者血沉增快，在 NCCN 霍奇金淋巴瘤诊疗指南中，血沉是否大于 50mm/h 是分层治疗的因素之一。

（三）临床分期

诊断后应进一步确定病变范围，有利于制定治疗方案和判断预后。分期仍然采用 Ann Arbor 分期系统（表 15－1）。

表 15－1　Ann Arbor 分期系统

分期	指　标
Ⅰ期	病变仅限于一个淋巴结区（Ⅰ），或淋巴结外的一个器官局部受到病变累及（ⅠE）。
Ⅱ期	病变侵及横膈同侧的两个或更多的淋巴结区（Ⅱ），或者病变局限性地侵犯淋巴结以外的器官及横膈同侧一个以上的淋巴结区（ⅡE）。
Ⅲ期	横膈两侧上下均出现淋巴结病变（Ⅲ），可伴随有脾脏受累（ⅢS）、淋巴结以外的器官局限受到病变累及（ⅢE）、或脾脏与局限性的淋巴结以外器官受到病变累及（ⅢSE）。
Ⅳ期	一个或多个淋巴结以外的器官受到广泛性或播散性的侵犯，伴有或不伴有淋巴结肿大。肝或骨髓只要受累均属Ⅳ期。

每期再分 A 和 B，A：无全身症状；B：有 38℃以上不明原因发热、盗汗、6 个月内原因不明体重减轻 10%以上，三者之一。

临床上分层治疗时又根据是否存在不良预后因素（血沉≥50mm/h，B 症状，病灶最大直径/胸内直径＞0.33，累及淋巴结数≥3，有结外病变）把 HL 患者分为：ⅠA～ⅡA 期（预后良好，无上述不良预后因素）、Ⅰ～Ⅱ期（预后不良，无大肿块病灶）、Ⅰ～Ⅱ期（预后不良，有大肿块病灶）、Ⅲ～Ⅳ期。

（四）预后评估

对于Ⅲ～Ⅳ期患者，可采用国际预后评分系统，该系统中 7 个不良预后指标有血清白蛋白＜40g/L、血红蛋白＜105g/L、女性、年龄≥45 岁、Ⅳ期、白细胞增多（白细胞＞15×10^9/L）、淋巴细胞减少（外周血淋巴细胞小于白细胞总数的 8%，和/或绝对值小于 0.6×10^9/L），每增加一个不良预后因素，每年的总生存率降低 7%～8%。不良预后因素＜3 个者，可采用 Stanford V 或 ABVD 方案化疗，而增加强度的 BEACOPP 方案更适合有更多不良预后因素的Ⅲ～Ⅳ期患者。

【治疗原则】

（一）CHL的治疗

对于预后良好的ⅠA～ⅡA期CHL，可一线选择ABVD×2后行PET/CT检查，如结果为Deauville 1～3可给予20Gy的IRST后随访观察；如结果为Deauville 4可再给予ABVD×2，之后再行PET/CT检查，CR则随访，如未CR者行活检病理检查；如结果为Deaville 5，则需活检病理学检查，阴性者给予20Gy的ISRT后随访观察，阳性者按难治性病例治疗。这种预后因素良好的ⅠA～ⅡA期CHL，还可一线采用ABVD×（2～3）或者Stanford V化疗8星期后行PET/CT检查，结果为Deaville 1～2者，可以随访观察，或者再化疗1～2周期后随访观察；结果为Deaville 3～4者，可再化疗2～3周期后+30Gy ISRT，之后再评效；结果Deauville 5者，病灶活检病理学检查，阴性者再化疗2～3周期后+30Gy ISRT，之后随访观察，阳性者按难治病例治疗。

对于预后不良Ⅰ～Ⅱ期无大肿块CHL，可一线选择ABVD×2或者Stanford V化疗12星期或者增强BEACOPP×2+ABVD×2。初治选用ABVD者，2周期化疗后行PET/CT检查，PET结果为Deauville 1～2者，再ABVD×2+ISRT后随访观察或者ABVD×4后随访观察；PET结果为Deauville 3～4者，再ABVD×2或者增强BEACOPP×2，继之30Gy ISRT后随访观察；PET结果为Deauville 5者，需行活检病理学检查，病理阴性者再ABVD×4（总共6周期）±ISRT后随访观察，病理结果阳性者，按难治患者治疗。初诊选用Stanford V化疗12星期者，化疗后PET结果为Deauville 1～4者，30～36Gy ISRT后随访观察；PET结果为Deauville 5者，需行活检病理学检查，病理结果为阴性者 ISRT 后随访观察，病理结果阳性者按难治患者治疗。初治治疗选择增强BEACOPP×2+ABVD×2者，化疗后PET结果为Deauville 1～4者ISRT后随访观察；PET结果为Deauville 5者需行活检病理学检查，病理结果为阴性者ISRT后随访观察，病理结果为阳性者按难治患者治疗。

对于预后不良Ⅰ～Ⅱ期有大肿块CHL，一线初始化疗可选ABVD×2或者×Stanford V化疗12星期或者增强BEACOPP×2+ABVD×2。初始化疗选ABVD×2者，化疗后PET结果为Deauville 1～2者，再ABVD×2+ISRT或者再ABVD×4 ±ISRT后随访观察；化疗后PET结果为Deauville 3～4者，再ABVD×2+ISRT或增强BEACOPP×2+ISRT或者增强BEACOPP×4后随访观察；PET结果为Deauville 5者，需行活检病理学检查，病理结果阴性者按PET结果为Deauville 3～4者治疗，病理结果阳性者按难治病例治疗。初始治疗选Stanford V化疗12星期者，化疗后PET结果为Deauville 1～4者，30～36Gy ISRT后随访观察；PET结果为Deauville 5者，需行活检病理学检查，病理结果为阴性者 ISRT 后随访观察，病理结果阳性者按难治患者治疗。初治治疗选择增强BEACOPP×2+ABVD×2者，化疗后PET结果为Deauville 1～4者ISRT后随访观察；PET结果为Deauville 5者需行活检病理学检查，病理结果为阴性者ISRT后随访观察，病理结果为阳性者按难治患者治疗。

对于Ⅲ～Ⅳ期CHL患者，一线化疗可选ABVD×2或者Stanford V化疗12星期或者增强BEACOPP×6或者［BV（Brentuximab vedotin）+AVD］×2。化疗后PET结果为Deauville 1～2者再化疗3～4周期，对病初大肿块或PET+病灶ISRT后随访观察；PET结果为Deauville 3～4者，适当加强后续化疗强度，如增强BEACOPP再化疗3星期，有局部较大病灶者给予 ISRT，之后再 PET/CT 评效；PET 结果为 Deauville 5 者，需要活检病理学检查，阴性者再巩固化疗±ISRT 后随访观察，阳性者按难治病例治疗。

需要强调的是，对于 CHL 的治疗，需要根据分期和预后分层选择初治一线方案，再根据中期 PET/CT 检查结果适当降低或增强后续治疗强度，以达到保证疗效的同时化疗毒性最低的目的。

（二）NLPHL 的治疗

NLPHL 由于淋巴瘤细胞 CD20+，可采用含有利妥昔单抗（R）的免疫化疗方案治疗，一线化疗方案有 ABVD+R、CHOP+R、CVP+R、或单用 R 等。

无大肿块的ⅠA 和ⅡA 期 NPLHL 的初始治疗可以观察随访或者 ISRT；ⅠB、ⅡB 期或者ⅠA 期（有大肿块）/ⅡA 期（有大肿块或无非相邻病灶）者，可以选择用联合化疗（ABVD 或者 CHOP 或者 CVP）+利妥昔单抗+ISRT；ⅢA 和ⅣA 期 NLPHL，初始治疗可以选用联合化疗+利妥昔单抗±ISRT 或者单用利妥昔单抗或者局部放疗或者随访观察；ⅢB 和ⅣB 期 NLPHL，初始治疗可选择联合化疗+利妥昔单抗±ISRT。初始治疗后行 PET/CT 检查评估疗效，治疗有效者如果无全身症状可以随访观察，或者之前未放疗者可行 ISRT；治疗后病情稳定或进展者，需活检病理学检查，病理结果阴性者可以随访观察，病理结果阳性者按难治或疑似复发病例治疗。

（三）难治和可疑复发 CHL 的治疗

经一线治疗后，活检病理检查证实仍有病灶的难治 CHL，需要二线治疗。二线方案有单用 CD30 单克隆抗体耦联剂（Brentuximab+vedotin，BV）或者 BV 与 DHAP、ESHAP、吉西他滨/苯达莫司汀/长春瑞滨、GVD、ICE、IGEV 等联合方案。二线方案治疗后再行 PET/CT 检查，结果为 Deauville 1～3 者可给予大剂量化疗后自体造血干细胞移植（HDT/ASCT）± RT 或者无法行 HDT/ASCT 时可观察随访±RT，HDT/ASCT 后可以观察随访或者有高复发风险者用 BV 维持 1 年；PET 结果为 Deauville 4 者，可给予 HDT/ASCT±RT 或者仅 RT 或者后续其他治疗（如苯达莫司汀、C－MOPP、依维莫司、GCD、来那度胺、MINE、Mini－BEAM、PD－1 单克隆抗体等）±RT，之后随访观察；PET 结果为 Deauville 5 者，可以考虑 RT 或者其他后续治疗±RT，治疗有效的患者可以考虑 HDT/ASCT。

可疑复发 CHL 患者，需要行活检病理学检查，病理结果阴性者，短期密切观察随访；病理结果阳性者像初诊一样评估分期，之前未接受过放疗并在原位复发的ⅠA～ⅡA 期患者，如果之前只接受过 3～4 周期的简化化疗的患者，可选择二线治疗方案+RT 或者单用 RT 或者 HDT/ASCT±ISRT；如果之前接受过全程完整化疗的患者，可选择 HDT/ASCT±ISRT。其他分期的患者可直接选择二线治疗。治疗结束后可再行 PET/CT 检查，根据结果可以结合患者实际情况选择后续其他治疗，或者姑息治疗。

（四）难治或可疑复发 NLPHL 的治疗

难治或可疑复发 NLPHL 患者须接受活检病理学检查，如果病理学检查结果为侵袭性 B 细胞淋巴瘤，则按照侵袭性大 B 细胞淋巴瘤治疗；如果病理学检查结果为阴性，则随访观察；如果病理学检查结果仍为 NLPHL，可以选择密切观察或者 R±二线治疗（如 DHAP、ESHAP、ICE、IGEV 等）±ISRT，之后再行 PET/CT 检查评效，如果有效则随访观察，如果无效则按难治性 CHL 治疗或者其他二线方案治疗。

（五）放射治疗

为病灶累及部位放疗，常与化疗联合应用，主要用于Ⅰ、Ⅱ期患者（20～30Gy）和有局部大肿块的患者（30～36Gy）。单纯放疗多用于早期的NLPHL，常用剂量30～36Gy。放射治疗常作为化学治疗的辅助治疗，依据联合的化疗方案不同进行放射剂量调整。

（六）大于60岁患者的治疗

大于60岁患者B症状发生率更高、体力状态评分更差、各种合并症较多，预后相对较差。在治疗时可选用普通患者的治疗方案，必要时适当减少药物剂量，以减轻治疗相关不良反应，有条件者可参加临床试验。对于预后良好的Ⅰ～Ⅱ期CHL患者，可选用A（B）VD×2±AVD×2+20～30Gy ISRT或者CHOP×4+30Gy ISRT或者VEPEMB±30Gy ISRT。对于预后不良的Ⅰ～Ⅱ期或者Ⅲ～Ⅳ期CHL，可选用A（B）VD×2+AVD×4或者CHOP×6±30Gy ISRT或者PVAG×6±30Gy ISRT或者VEPEMB×6±30Gy ISRT。对于难治复发CHL患者，常需要个体化治疗，或者姑息治疗，如苯达莫司汀、BV、ISRT、PD－1单克隆抗体、或者其他二线治疗方法。

（七）支持治疗及并发症治疗

晚期患者或放化疗后出现严重血细胞减少者可给予悬浮红细胞和机采血小板输注及G－CSF等治疗；合并感染者给予抗生素治疗；合并免疫缺陷者给予丙种球蛋白、胸腺肽等治疗；治疗后随访观察期间需每年注射流感疫苗。

（八）治疗后随访

绝大多数HL预后良好，可以临床治愈，但结束治疗后的患者仍需长期随访，治疗完成后第1～2年每3～6个月随访检查一次，第3年每6个月随访检查一次，之后每年随访检查至少一次，5年后应每年常规体检；随访期间建议每年接种流感疫苗。重点检查内容包括：淋巴瘤有无复发征象、有无第二肿瘤、评估心肺功能受损、评估甲状腺功能、血糖和胰岛功能检查、有无骨髓抑制、有无不孕不育等。NLPHL有远期复发或向弥漫大B细胞淋巴瘤转化的风险，值得警惕。

第二节　非霍奇金淋巴瘤

非霍奇金淋巴瘤（NHL）发病率明显高于HL，可发生于淋巴结及结外淋巴组织。在2016年WHO淋巴瘤分类中分为成熟B细胞淋巴瘤、成熟T和NK细胞淋巴瘤两大类（表15－2、表15－3），临床上又分为惰性NHL和侵袭性NHL。

表15－2　成熟B细胞肿瘤

慢性淋巴细胞白血病/小淋巴细胞淋巴瘤	睾丸滤泡淋巴瘤
单克隆B淋巴细胞增多症	原位滤泡肿瘤（ISFL）
B幼淋巴细胞白血病	十二指肠型滤泡淋巴瘤
脾边缘区淋巴瘤	儿童型滤泡淋巴瘤
毛细胞白血病	伴IRF4重排的大B细胞淋巴瘤
脾B细胞淋巴瘤/白血病不能分类	原发皮肤滤泡中心淋巴瘤

续表

脾弥漫性红髓小 B 细胞淋巴瘤	套细胞淋巴瘤
毛细胞白血病变异型	白血病性非淋巴结套细胞淋巴瘤
淋巴浆细胞淋巴瘤	原位套细胞淋巴瘤
意义未明 IgM 单克隆丙种球蛋白病	弥漫大 B 细胞淋巴瘤（DLBCL），非特指型
重链病	富于 T 细胞/组织细胞的大 B 细胞淋巴瘤
μ 重链病	原发中枢神经系统 DLBCL
γ 重链病	原发皮肤性 DLBCL，腿型
α 重链病	EBV 阳性 DLBCL，非特指型
浆细胞肿瘤	EBV 阳性黏膜与皮肤溃疡
意义未明非 IgM 单克隆丙种球蛋白病	慢性炎症相关的弥漫大 B 细胞淋巴瘤
浆细胞骨髓瘤	纤维蛋白相关弥漫大 B 细胞淋巴瘤
浆细胞骨髓瘤变异型	淋巴瘤样肉芽肿病
冒烟型（无症状）浆细胞骨髓瘤	原发纵隔（胸腺）大 B 细胞淋巴瘤
非分泌性骨髓瘤	血管内大 B 细胞淋巴瘤
浆细胞白血病	ALK^+大 B 细胞淋巴瘤
浆细胞瘤	浆母细胞淋巴瘤
骨孤立性浆细胞瘤	原发渗出性淋巴瘤
髓外浆细胞瘤	HHV－8 相关淋巴增殖性疾病
单克隆免疫球蛋白沉积病	多中心 Castleman 病
原发性淀粉样变性	$HHV8^+$弥漫大 B 细胞淋巴瘤，非特指型
轻链和重链沉积病	$HHV8^+$淋巴增殖性疾病
伴有副肿瘤综合征的浆细胞肿瘤	Burkitt 淋巴瘤
POEMS 综合征	伴 11q 异常的 Burkitt 样淋巴瘤
TEMPI 综合征	高级别 B 细胞淋巴瘤
黏膜相关淋巴组织结外边缘区淋巴瘤（MALT 淋巴瘤）	高级别 B 细胞淋巴瘤，伴 *MYC* 和 *BCL2* 和/或 *BCL6* 基因重排
结内边缘区淋巴瘤	高级别 B 细胞淋巴瘤，非特指型
儿童结内边缘区淋巴瘤	B 细胞淋巴瘤，未分类，介于 DLBCL 和 CHL 之间
滤泡淋巴瘤	

表 15－3　成熟 T 和 NK 细胞肿瘤

T 幼淋巴细胞白血病	Sézary 综合征
T 细胞大颗粒淋巴细胞白血病	原发皮肤 $CD30^+T$ 淋巴细胞增殖性疾病
慢性 NK 细胞淋巴增殖性疾病	淋巴瘤样丘疹病
侵袭性 NK 细胞白血病	原发皮肤间变大细胞淋巴瘤
儿童 EBV^+T 细胞和 NK 细胞增殖性疾病	原发皮肤外周 T 细胞淋巴瘤，罕见亚型
儿童系统性 EBV^+T 细胞淋巴瘤	原发皮肤 γδT 细胞淋巴瘤
T 和 NK 细胞型慢性活动性 EBV 感染，系统性 水痘疱疮样淋巴增殖性疾病	原发皮肤 $CD8^+$侵袭性嗜表皮细胞毒性 T 细胞淋巴瘤 原发皮肤末端 $CD8^+T$ 细胞淋巴瘤

续表

重度蚊虫叮咬过敏症	原发皮肤 $CD4^+$小/中 T 细胞增殖性疾病
成人 T 细胞白血病/淋巴瘤	外周 T 细胞淋巴瘤，非特指型
结外 NK/T 细胞淋巴瘤，鼻型	血管免疫母 T 细胞淋巴瘤和其他 T 滤泡辅助（TFP）细胞起源的淋巴结淋巴瘤
肠道 T 细胞淋巴瘤	
肠病相关性 T 细胞淋巴瘤	血管免疫母 T 细胞淋巴瘤
单形性亲上皮性肠道 T 细胞淋巴瘤	滤泡性 T 细胞淋巴瘤
肠道 T 细胞淋巴瘤，非特指型	伴 TFH 表型的淋巴结外周 T 细胞淋巴瘤
胃肠道惰性 T 淋巴细胞增殖性疾病	ALK^+ 间变大细胞淋巴瘤
肝脾 T 细胞淋巴瘤	ALK^- 间变大细胞淋巴瘤
皮下脂膜炎样 T 细胞淋巴瘤	乳腺假体植入相关间变大细胞淋巴瘤
蕈样霉菌病	

【诊断标准】

（一）临床表现

1. 全身症状

可有发热、盗汗、体重减轻、乏力等。侵袭性淋巴瘤患者更常见。

2. 淋巴结肿大

浅表淋巴结或深部淋巴结均可累及，多为无痛性进行性肿大。

3. 肝、脾肿大

据临床统计，约 30%～40%的 NHL 患者有不同程度的肝、脾肿大。

4. 其他相应表现

肿大淋巴结压迫局部器官的表现，如呼吸困难、肠梗阻等。还可出现受累器官功能异常，如肝功能异常、中枢神经系统（CNS）功能受损、造血功能受抑等。

（二）辅助检查

1. 病理学检查

病灶取活检后病理学检查是确诊 NHL 及其亚型的重要依据，包括组织学检查、免疫组织化学检查、瘤细胞染色体检查、相关基因检查等。

2. 血象及骨髓象

可以行全血细胞计数，骨髓细胞学检查、流式细胞仪免疫分型、基因检查、染色体检查等，在疾病初期可正常，但病变累及骨髓时可抑制造血功能，出现贫血、血小板减少、骨髓中出现淋巴瘤细胞等类似淋巴细胞白血病表现。

3. 淋巴结或病灶活检

病灶和受累组织病理学检查是诊断 NHL 的主要依据，结合免疫组织化学检查能明确各种亚型。

4. 影像学检查

包括 X 线拍片、B 超、CT、MRI、PET/CT 检查等，对明确病变累及范围、确定临床分期非常重要。

5. 血液学检查

血清 LDH、β_2－MG 有助于判断肿瘤负荷，另外还可出现肝肾功能异常、负氮平衡的表现。

6. 其他检查

如心电图、心脏超声、肺功能、甲状腺功能及超声、腰穿脑脊液检查、HBV、HIV、HCV、EBV 等相关病毒检查等均是 NHL 患者不可缺少的。

（三）临床分期

原发淋巴结的 NHL 采用 Lugano 修订的 Ann Arbor 分期系统（表 15－4）。

表 15－4 Lugano 修订的 Ann Arbor 分期系统（适用于原发淋巴结的 NHL）*

分期	累及	结外（E）状态
局限性		
Ⅰ期	累及一个或一组相邻淋巴结	单一结外病变，无淋巴结受累
Ⅱ期	横膈同侧的两组或多组淋巴结	Ⅰ或Ⅱ期淋巴结范围，局限性连续结外受累
Ⅱ期巨块型	同上述Ⅱ期，但有“巨块型”病变	不适用
晚期		
Ⅲ期	累及横膈两侧淋巴结；受累淋巴结在横膈上方，伴有脾脏受累	不适用
Ⅳ期	横膈上下非连续淋巴结受累	不适用

*Cheson B，Fisher R，Barrington S，et al.Recommendations for initial evaluation，staging，and response assessment of Hodgkin and non－Hodgkin lymphoma：the Lugano classification.J Clin Oncol.2014，32，3059－3068.

【治疗原则】

（一）常见 NHL 的治疗

NHL 治疗方案的选择主要依据病理亚型、分子生物学标志、年龄及疾病的危险分层，常见 NHL 的治疗原则简述如下。

1. 弥漫大 B 细胞淋巴瘤，非特指型（DLBCL－NOS）

无大肿块的Ⅰ/Ⅱ期患者，一线治疗方案可选 RCHOP×3+RT、RCHOP×6±RT、RCHOP－14×4～6±RT；有大肿块的Ⅰ/Ⅱ期患者，一线治疗方案可选 RCHOP×6±RT。化疗结束后评效达 CR 者（PET 阴性）完成 RT 或者停止治疗随访；达 PR 者（PET 阳性），完成增加剂量的 RT 或者行自体造血干细胞移植（SCT）±移植前后 RT 或者按复发/难治患者对待进入二线治疗；无效或进展患者（SD/PD）可选二线治疗方案。

Ⅲ/Ⅳ期患者，可选临床试验或者 RCHOP 方案化疗，化疗 2～4 周期后评效，有效者继续 RHCOP 化疗满 6 周期后再评效，CR（PET 阴性）者，可以观察随访或者初诊有大肿块病灶者加 ISRT 或者初诊高危者行自体 SCT；化疗 2～4 周期后无效者或者有效者再化疗后未达 CR（PET 阳性）者，均按难治/复发患者对待进入二线治疗。二线治疗时能够耐受高剂量化疗者，可选 DHAP±R、ESHAP±R、GDP±R、GemOx±R、ICE±R、MINE±R 等方案；不能耐受高剂量化疗者可选本达莫司汀±R、CEPP±R、CEOP±R、DA－EPOCH±R、GDP±R、GemOx±R、R，CD30+者可选 Brentuximab vedotin±R，非生发中心来源的 DLBCL 还可选来那度胺±R、依鲁替尼等方案。

难治/复发患者，可选其他未用过的二线治疗方案，如果有可能，要及时考虑临床试验、自体 SCT、甚至异基因 SCT。

2. 滤泡淋巴瘤（FL）

FL 根据中心母细胞密度，分为 1 级、2 级、3a 级、3b 级，3b 级须按 DLBCL 治疗。大部分 FL 确诊时为临床晚期，可根据 FL 积分系统（FLIPI）进行预后分层。

Ⅰ/Ⅱ期病灶最大直径≥7cm 者可给予 ISRT，病灶最大直径＜7cm 者临床观察或者免疫治疗如 R±联合化疗±ISRT；治疗有效者（CR 或 PR）定期随访，无效者按Ⅲ/Ⅳ期治疗。

Ⅲ/Ⅳ期患者出现临床症状、有终末器官功能受损、继发血细胞减少、存在大肿块病灶、病情进展、选为临床试验者时，需要进一步治疗，否则可以临床密切观察。需治疗者可参加临床试验，或姑息 ISRT，或化疗，可选的一线化疗方案有苯达莫司汀+Obinutuzumab、苯达莫司汀+R、CHOP+Obinutuzumab、RCHOP、CVP+Obinutuzumab、RCVP，还可选用来那度胺+R、苯丁酸氮芥+R、环磷酰胺+R、Ibritumomab Tiuxetan 等。治疗有效者（CR 或 PR）临床密切观察或者维持治疗，无效者参加临床试验或者姑息治疗。向 BLDCL 转化者，之前未接受过治疗者按 DLBCL 治疗；已接受过多线治疗者可选临床试验、Ibritumomab Tiuxetan、免疫化疗±ISRT、CAR－T、自体或异基因 SCT 等治疗。总之，FL 是惰性淋巴瘤，目前药物无法彻底治愈，早期进展慢的患者可以观察等待，需要治疗的患者主要以免疫化疗为主，有条件者可以积极参加临床试验。

3. 套细胞淋巴瘤（MCL）

Ⅰ/Ⅱ期患者可密切观察、ISRT、弱化疗±ISRT，弱化疗方案有苯达莫司汀+R、VR－CAP、RCHOP、来那度胺+R、改良 R－HyperCVAD 等。CR 者可以密切临床观察；PR 或进展者可选用临床试验、或二线治疗如 Acalabrutinib、依鲁替尼±R、来那度胺±R、Venetoclax、硼替佐米±R、硼替佐米+苯达莫司汀+R 等。

Ⅱ期伴有大肿块或Ⅲ/Ⅳ期进展快且能耐受移植者先强化疗，如 RDHAP、RDHAX、RCHOP/RDHAP 交替、NORDIC、HyperCVAD 等。CR 或 PR 者行自体 SCT 后给予 R 维持治疗，再临床观察；PD 或 SD 患者，可选临床试验或二线治疗；不能耐受移植者，可选临床试验或者弱化疗方案，达 CR 者予 R 维持后观察，未达 CR 者可以选用二线治疗。

Ⅱ期伴有大肿块或Ⅲ/Ⅳ期病变呈惰性者，无症状或进展者可以临床观察；有症状或进展者，如存在 TP53 突变和 17p－，则需按强化疗方案治疗，甚至自体 SCT 等，如不存在则按弱化疗方案治疗。目前 MCL 仍难以药物治愈，需积极考虑临床试验，难治/复发患者可行自体或异基因 SCT。

4. 伯基特淋巴瘤（BL）

BL 侵袭性强，进展快，需要强有力的免疫化疗才能控制病情。

低危 BL（血清 LDH 正常、肠道病灶完全切除、孤立性肠外病灶＜10cm）可选临床试验或 CODOX－M±R、剂量调整 ECPOCH+R、HyperCVAD/HD－MTX－Ara－c 交替+R 等，CR 者观察随访，未 CR 者可选临床试验或二线治疗，如剂量调整 EPOCHL+R、RICE、RIVAC、RGDP、HD－Ara－C+R 等。

高危 BL（所有非低危者）可选临床试验或联合化疗，如 CODOX－M/IVAC 交替±R、调整剂量 EPOCH+R、HyperCVAD/HD－MTX－Ara－C 交替+R 等，CR 者密切随访或临床试验，未 CR 者可选临床试验或二线治疗。复发/难治患者除临床试验外，可选用之前未用过的二线方案、自体或异基因 SCT±ISRT。BL 患者需要预防性鞘内化疗。

5. 外周 T 细胞淋巴瘤（PTCL）

ALK+间变大细胞淋巴瘤（ALCL）预后好，Ⅰ、Ⅱ期患者一线治疗可选联合化疗×6±ISRT 或联合化疗×3～4+ISRT，Ⅲ、Ⅳ期患者一线治疗为联合化疗×6。联合化疗方案可选 CHOP、CHOEP、剂量调整 EPOCH 等。治疗中期评效为 CR 或 PR 者，完成既定的治疗方案后随访观察直至复发；中期评效为无效或进展者，则按难治/复发病例治疗。

其他 PTCL 有 PTCL－NOS、ALK－ALCL、血管免疫母 T 细胞淋巴瘤（AITL）、肠病相关 T 细胞淋巴瘤（EATL）、单形性亲上皮性肠道 T 细胞淋巴瘤（MEITL）、伴 TFH 表型的结性外周 T 细胞淋巴瘤、滤泡性 T 细胞淋巴瘤（FTCL），均为侵袭性淋巴瘤，预后差，目前上述几种 PTCL 的治疗均相同。初诊患者不论分期，一线治疗可选临床试验或联合化疗×6±ISRT，一线化疗方案有 CHOEP、CHOP、剂量调整 EPOCH、CHOP 化疗后 IVE 与中剂量 MTX 交替、HyperCVAD 与 HD－MTX/Ara－C 交替等，2～4 周期化疗后中期评效 CR 者继续完成预定治疗方案，之后再行 PET/CT 检查，CR（PET 阴性）者临床试验、随访观察或者自体 SCT，PR（PET 阳性）或者进展者按复发/难治患者治疗；中期评效未达 CR 者，按复发/难治患者治疗。对于复发/难治患者，除临床试验外，有条件移植者，可在二线方案治疗达 CR 或 PR 后行自体或异基因 SCT；无条件移植者可选二线方案，有效者继续用其他二线方案治疗。可选的二线方案有：贝利司他、Brentuximab vedotin（仅用于 CD30+者）、普拉曲沙、罗米地辛、DHAP、ESHAP、GDP、GemOx、ICE、来那度胺、吉西他滨、GVD、苯达莫司汀、西达本胺、硼替佐米等。凡是二线方案治疗无效者，只能姑息化疗或放疗及最佳的支持治疗。

6. 结外 NK/T 细胞淋巴瘤，鼻型（ENKTL）

ENKTL 是比较少见的 NHL，与 EBV 感染密切相关，是侵袭性淋巴瘤，预后较差，目前主要以原发病灶部位及临床分期进行分层治疗。

鼻部Ⅰ/Ⅱ期患者不适合化疗者单用 RT，适合化疗者可用联合放化疗模式治疗，可选用同时化放疗，如 RT+DeVIC×3、RT+顺铂+VIPD×3；或顺序化放疗，如改良 SMILE×2～4+RT、P－GEMOX×2+RT+P－GEMOX×2～4，达 CR 者可观察随访，未 CR 者可用门冬酰胺酶为基础的化疗方案，如 AspaMetDex、改良 SMILE、P－GEMOX 等，仍未达 CR 者按难治复发/难治患者治疗。

鼻部Ⅳ期患者及原发病在鼻外的所有Ⅰ～Ⅳ期患者需要联合放化疗模式或者门冬酰胺酶为基础的化疗方案±ISRT（具体同上），达 CR 者应考虑造自体或异基因 SCT 治疗，未达 CR 者应考虑既往未用过的门冬酰胺酶为基础的化疗方案，仍未达 CR 者按复发/难治患者治疗。

对于复发/难治患者，可选用 PD－1 单克隆抗体、西达本胺、罗米地辛、普拉曲沙、苯达莫司汀、DHAP、ESHAP、ICE、来那度胺、SCT 等。在治疗的各个阶段，均需考虑临床试验。

（二）放射治疗

放射治疗选择原则与 HL 相似，但 NHL 多具有侵袭性，因此多作为Ⅰ期惰性 NHL 的主要治疗方案和Ⅱ期以上患者的局部辅助放射治疗。放疗常为淋巴瘤累及部位放疗（involved－site radiation therapy，ISRT），三维适形调强，剂量因淋巴瘤亚型而异。

（三）手术治疗

疑诊淋巴瘤的患者几乎都需要病灶活检病理学检查，建议直接手术切取足够大的标本以便病理学检查，不建议细针穿刺取材。胃肠道淋巴瘤出现梗阻、穿孔时可行手术切除。

（四）造血干细胞移植

多采用自体外周血 SCT，多用于伴有高危因素 CR 患者的巩固治疗或复发难治患者的挽救治疗手段。年轻复发患者有合适供者可以尝试异基因 SCT。

（五）累及 CNS 的淋巴瘤的治疗

淋巴瘤累及 CNS 时，一方面需要给予鞘内化疗，另一方面在全身化疗时要针对性地应用能透过血－脑屏障的药物，如大剂量 MTX、Ara－c 以及替莫唑胺等。另外，存在淋巴瘤容易累及 CNS 的患者，需要提前进行预防性鞘内化疗。

（六）一般治疗及并发症治疗

化疗常引起骨髓抑制，血细胞减少，要及时应用造血刺激因子，促进骨髓造血恢复，必要时及时给予成分血输注。并发感染者，应给予强有力的抗感染治疗。有乙肝或丙肝病毒复燃或存在复燃的风险时，要及时给予抗病毒治疗。肿瘤负荷大的患者接受放化疗时，应给予水化、碱化、抑制尿酸生成，积极预防肿瘤溶解综合征。有生育需求的男性患者在接受全身化疗或睾丸部位放疗时，应提前考虑精子冻存。

（七）观察随访

对于早期且进展缓慢的惰性淋巴瘤患者，可以采用等待观察策略，根据病情进展预期，定期观察全身症状、体征及相应血液和影像学指标。对于结束治疗的患者，需要每 3～6 个月随访检查一次，重点观察淋巴瘤有无复发、重要器官功能有无损害、有无第二肿瘤表现等。

第十六章　多发性骨髓瘤

多发性骨髓瘤（MM）是浆细胞恶性增殖性疾病，骨髓中克隆性浆细胞异常增生，分泌单克隆免疫球蛋白或其片段（M 蛋白），从而导致相关器官或组织损伤。常见临床表现为骨痛、贫血、肾功能不全、感染等。

【诊断标准】

（一）临床表现

（1）MM 最常见的症状是与贫血、肾功能不全、感染或骨破坏相关的症状。

（2）骨骼症状：骨痛，局部肿块，病理性骨折，可合并截瘫。

（3）免疫力下降：反复细菌性肺炎和（或）尿路感染，败血症；病毒感染以带状疱疹多见。

（4）贫血：正细胞正色素性贫血；少数合并白细胞减少和（或）血小板减少。

（5）高钙血症：有呕吐、乏力、意识模糊、多尿或便秘等症状。

（6）肾功能损害：轻链管型肾病是导致肾衰竭的最常见原因，其他包括淀粉样变性等。

（7）高黏滞综合征：可有头昏、眼花、耳鸣，可突然发生意识障碍、手指麻木、冠状动脉供血不足、慢性心力衰竭等症状。此外，部分患者的 M 成分为冷球蛋白，引起微循环障碍，出现雷诺现象。

（8）其他：有淀粉样变性病变者可表现为舌肥大，腮腺肿大，心脏扩大，腹泻或便秘，肝、脾大及外周神经病等；晚期患者还可有出血倾向。

（二）实验室检查

（1）血象。

（2）血清钙、乳酸脱氢酶、C 反应蛋白、肌酐、尿酸、总蛋白及白蛋白检查，血清 β_2 微球蛋白，凝血功能。外周血浆细胞的含量（包括百分比和绝对数）。怀疑合并淀粉样变性者，加做 NT－ProBNP 以及肌钙蛋白检查。

（3）尿常规，24 小时尿蛋白总量。

（4）血清蛋白电泳（包括 M 蛋白含量）、血清免疫球蛋白定量、免疫固定电泳（在轻链型加做 IgD）、尿免疫固定电泳、24 小时尿液 M 蛋白定量。

（5）骨骼检查：多发性骨髓瘤常有境界清楚的穿凿样溶骨病变，多见于颅骨、骨盆、脊柱、肋骨及锁骨。普遍性骨质疏松也较常见，偶尔可有骨硬化性病变或硬化性病变与溶骨病变并存。国际指南推荐全身低剂量 CT 作为骨骼是否累及的筛查，对于没有条件进行者可进行全身骨的 X 线平片检查，对于经济状况允许的患者可行 PET－CT 检查或者中轴骨（颈胸腰骶椎）核磁共振+胸部 CT+骨盆 CT+其他部位的平片。

（6）骨髓涂片检查：应注意浆细胞的数量、形态及分布。

（7）骨髓流式细胞免疫学检查或者活检免疫组化：骨髓瘤细胞常为 CD19－CD38+ CD138+，出现轻链限制性表达，大多数为 CD56+。也可进行免疫组化检查证实其轻链限制性表达。

（8）骨髓细胞遗传学检查：包括常规显带技术及荧光原位杂交技术检查是否存在细胞遗传学异常，不同的细胞遗传学异常预后意义不同。荧光原位杂交技术检测细胞遗传学的异常应在 CD138 分选后进行。

（9）其他：心电图，腹部 B 超，胸部 CT，怀疑合并淀粉样变性者受累器官的活检并行刚果红染色，超声心动图检查。

（三）诊断标准、分型、分期及鉴别诊断

1. 诊断标准

（1）无症状（冒烟型）骨髓瘤：①血清 M 蛋白达到骨髓瘤水平（≥30g/L）或 24 小时尿 M 蛋白≥500mg；②骨髓中单克隆浆细胞≥10%但＜60%；③无骨髓瘤相关的器官和组织损害（CRAB）或骨髓瘤相关症状。

（2）有症状（活动性）多发性骨髓瘤诊断标准（需满足第 1 条及第 2 条，加上第 3 条中任何 1 项），见表 16－1。

表 16－1　有症状（活动性）多发性骨髓瘤诊断标准

1. 骨髓单克隆浆细胞比例≥10%和/或组织活检证明有浆细胞瘤
2. 血清和/或尿出现单克隆 M 蛋白[a]
3. 骨髓瘤引起的相关表现

（1）靶器官损害表现（CRAB）[b]

- ［C］校正血清钙[c]＞2.75mmol/L
- ［R］肾功能损害（肌酐清除率＜40ml/min 或肌酐＞177μmol/L）
- ［A］贫血（血红蛋白低于正常下限 20g/L 或＜100g/L）
- ［B］溶骨性破坏，通过影像学检查（X 线片、CT 或 PET－CT）显示 1 处或多处溶骨性病变

（2）无靶器官损害表现，但出现以下 1 项或多项指标异常（SLiM）

- ［S］骨髓单克隆浆细胞比例≥60%[d]
- ［Li］受累/非受累血清游离轻链比≥100[e]
- ［M］MRI 检查出现＞1 处 5mm 以上局灶性骨质破坏

注：[a] 无血、尿 M 蛋白量的限制，如未检测出 M 蛋白（诊断不分泌型 MM），则需骨髓瘤单克隆浆细胞≥30%或活检为浆细胞瘤；[b] 其他类型的终末器官损害也偶有发生，若证实这些脏器的损害与骨髓瘤相关，可进一步支持诊断和分类；[c] 校正血清钙（mmol/L）=血清总钙（mmol/L）－0.025×血清白蛋白浓度（g/L）+1.0（mmol/L），或校正血清钙（mg/dl）=血清总钙（mg/dl）－血清白蛋白浓度（g/L）+4.0（mg/dl）；[d] 浆细胞单克隆性可通过流式细胞学、免疫组化、免疫荧光的方法鉴定其轻链 κ / λ 限制性表达，骨髓浆细胞比例优先于骨髓细胞涂片和骨髓活检方法，在穿刺和活检比例不一致时，选用浆细胞比例高的数值；[e] 需要受累轻链数值至少≥100mg/L。

2. 分型

依照增多的异常免疫球蛋白类型可分为以下 15 型：IgG 型、IgA 型、IgD 型、IgM 型、IgE 型、轻链型、双克隆型以及不分泌型、三克隆型。根据轻链类型分为κ、λ型，例如 IgG Kappa 型。

3. 分期

Durie－Salmon 分期体系和国际分期体系（ISS）、修订的国际分期系统见表 16－2 和表 16－3。

表 16-2 Durie-Salmon 分期体系

分期	分期标准
Ⅰ期	满足以下所有条件： 1. 血红蛋白＞100g/L； 2. 血清钙≤2.65mmol/L（11.5mg/dl）； 3. 骨骼X线片：骨骼结构正常或孤立性骨浆细胞瘤； 4. 血清或尿骨髓瘤蛋白产生率低：（1）IgG＜50g/L；（2）IgA＜30g/L；（3）本周蛋白＜4g/24h
Ⅱ期	不符合Ⅰ和Ⅲ期的所有患者
Ⅲ期	满足以下1个或多个条件： 1. 血红蛋白＜85g/L； 2. 血清钙＞2.65mmol/L（11.5mg/dl）； 3. 骨骼检查中溶骨病变大于3处； 4. 血清或尿骨髓瘤蛋白产生率高：（1）IgG＞70g/L；（2）IgA＞50g/L；（3）本周蛋白＞12g/24h
亚型	
A亚型	肾功能正常［肌酐清除率＞40ml/min或血清肌酐水平＜177μmol/L（2.0mg/dl）］
B亚型	肾功能不全［肌酐清除率≤40ml/min或血清肌酐水平≥177μmol/L（2.0mg/dl）］

表 16-3 国际分期体系（ISS）及修订的国际分期体系（R-ISS）

分期	ISS的标准	R-ISS的标准
Ⅰ期	β_2-MG＜3.5mg/L和白蛋白≥35g/L	ISSⅠ期和非细胞遗传学高危患者同时LDH水平正常
Ⅱ期	不符合Ⅰ和Ⅲ期的所有患者	不符合R-ISSⅠ和Ⅲ期的所有患者
Ⅲ期	β_2-MG≥5.5mg/L	ISSⅢ期同时细胞遗传学高危患者[a]或者LDH高于正常水平

注：β_2-MG为β_2微球蛋白；[a]细胞遗传学高危指间期荧光原位杂交检出del（17p），t（4；14），t（14；16）

4. 鉴别诊断

MM需与可出现M蛋白的下列疾病鉴别：意义未明的单克隆丙种球蛋白病（MGUS）、华氏巨球蛋白血症（WM）、冒烟型WM及IgM型MGUS、AL型淀粉样变性、孤立性浆细胞瘤（骨或骨外）、POMES综合征、反应性浆细胞增多症（RP）、转移性癌的溶骨性病变、浆母细胞性淋巴瘤（PBL）、单克隆免疫球蛋白相关肾损害（MGRS）等。其中，MGRS是由于单克隆免疫球蛋白或其片段导致的肾脏损害，其血液学改变更接近MGUS，但出现肾功能损害，需要肾脏活检证明是M蛋白沉积等病变所致。

（四）治疗原则

（1）无症状骨髓瘤或Durie-Salmon分期Ⅰ期患者不建议化疗（除非进行临床试验），至少每3个月复查相关指标，直至出现症状（即SLiMCRAB）后再治疗。

（2）有症状的MM患者应积极治疗，对于适于移植的患者包括诱导治疗，自体造血干细胞移植和移植后的巩固及维持治疗，对于不适于移植的患者治疗包括诱导治疗以及维持治疗。

（3）适合自体干细胞移植者，尽量避免使用马法兰作为诱导治疗方案，来那度胺在采集干细胞前使用不超过4个。自体造血干细胞移植在诱导治疗之后进行，是MM患者的标准治疗，根据患者的体能及伴随疾病状况决定其是否适合造血干细胞移植。

（4）年轻、高危、复发难治患者可考虑异基因造血干细胞移植。

（5）所有适合临床试验者，可考虑进入临床试验。

（五）一般治疗

尽量保持下床活动，但动作要轻柔；液体摄入需充足，使每日尿量大于 1500～2000ml；避免使用一切对肾功能有损害的药物；一旦发生感染应及时予以控制，对于使用蛋白酶抑制剂的患者应进行带状疱疹的预防，对于使用达雷妥尤单抗的乙肝患者应注意乙肝病毒再燃并进行预防。

（六）支持治疗

（1）骨病的治疗：①使用口服或静脉双膦酸盐：包括唑来膦酸或帕米膦酸二钠。应用于所有活动性 MM 的患者。静脉制剂使用时严格掌握输注速度。使用前后注意监测肾功能，并根据肾功能调整药物剂量。双膦酸盐使用中尽量避免口腔侵袭性操作。②有长骨病理性骨折、脊柱骨折压迫脊髓或脊柱不稳者应及早进行外科手术治疗；避免不可逆神经损伤的发生，用 Mirels 评分系统（表 16－4）作为预测病理性骨折风险的手段，对于 Mirels 评分≥9 分的患者可请骨肿瘤科进行病理性骨折的预防手术。③低剂量放疗（10～30Gy）可以作为姑息治疗，用于不能控制的疼痛、即将发生的病理性骨折或即将发生的脊髓压迫；在干细胞采集前，避免全身放疗。④对于有肾功能损伤的骨病国际指南推荐可使用地诺赛麦。

表 16－4　Mirels 评分系统

变量	评分		
	1 分	2 分	3 分
部位	上肢	下肢	转子周围
疼痛	轻度	中度	重度
病变性质	成骨性	混合	溶骨性
病变大小	＜1/3	1/3～2/3	＞2/3

（2）高钙血症：①水化、利尿：如患者尿量正常，日补液 2000～3000ml；保持尿量＞1500ml/d；②使用双膦酸盐；③糖皮质激素和（或）降钙素。双膦酸盐是治疗骨髓瘤高钙血症和骨病的理想选择，但其降低血钙的作用较慢；合并肾功能不全时可行血液或腹膜透析。

（3）肾功能不全：①水化、利尿，以避免肾功能不全；减少尿酸形成和促进尿酸排泄；②有肾功能衰竭者，应积极透析；③避免使用非甾体消炎药（NSAIDs）；④避免使用静脉造影剂；⑤并非是移植的禁忌证；⑥血浆置换疗效有限；⑦长期接受双膦酸盐治疗的患者需监控肾功能。

（4）贫血：可考虑使用促红细胞生成素治疗。在用促红细胞生成素的同时，酌情补充铁剂、叶酸、维生素 B_{12} 等造血原料。

（5）高凝/血栓：在沙利度胺或雷利度胺联合地塞米松的方案应预防性抗凝治疗。

（6）高黏滞血症：血浆置换可作为症状性高黏血征患者的辅助治疗。高截留量透析。

（7）感染：如反复发生感染或出现威胁生命的感染，可考虑静脉使用免疫球蛋白；

HBV 携带者应注意监测病毒载量，达雷妥尤单抗及地塞米松、自体造血干细胞移植可引起乙肝病毒的活化。由于免疫球蛋白的干扰，MM 患者常出现 G 试验的假阳性，梅毒试验假阳性以及 TB－SPOT 的假阳性，注意鉴别。

（七）常用方案

BD 周方案（硼替佐米+地塞米松）每 28 天一个疗程

硼替佐米（Bortezomib）1.3mg/m^2 静脉或皮下 d1、8、15、22

地塞米松 40mg d1、8、15、22

PAD（硼替佐米+阿霉素+地塞米松）每 3 周 1 周期

硼替佐米（Bortezomib）1.3mg/m^2 静脉或皮下 d1、4、8、11

阿霉素（Adr）　9mg/m^2　d1～4

地塞米松 40mg d1、8、15，或 20mg d1、2、4、5、8、9、11、12（可根据基础疾病减少用量）

DVD（脂质体阿霉素+长春新碱+地塞米松）每 3 周 1 周期

脂质体阿霉素 25～40mg/m^2 静脉 d1

长春新碱 0.4mg 持续静脉（或＞6 小时）d1～4

地塞米松 40mg d1、8、15，或 20mg d1、2、4、5、8、9、11、12（可根据基础疾病减少用量）

每 4 周 1 周期

PDD 每 3 周 1 周期

将上述 DVD 方案中的长春新碱换为硼替佐米 1.3mg/m^2 静脉或皮下注射 d1，4，8，11

BTD（硼替佐米+沙利度胺+地塞米松）每 3 周 1 周期，注意血栓预防

硼替佐米 1.3mg/m^2 静脉或皮下注射 d1，4，8，11

沙利度胺 100～200mg 口服 QN

地塞米松 40mg d1、8、15，或 20mg d1、2、4、5、8、9、11、12（可根据基础疾病减少用量）

RVD（硼替佐米+沙利度胺+地塞米松）每 4 周 1 周期，注意血栓预防

硼替佐米 1.3mg/m^2 静脉或皮下注射 d1，4，8，11

来那度胺 25mg 口服 Qd，d1～21

地塞米松 40mg d1、8、15、22 或 20mg d1、2、4、5、8、9、11、12（可根据基础疾病减少用量）

RVD－Lite，适于老年高危患者，每 5 周 1 周期，注意血栓预防

硼替佐米 1.3mg/m^2 静脉或皮下注射 d1，8，15，22

来那度胺 15mg 口服 Qd，d1～21

地塞米松 20mg≤75 岁患者于第 1、2、8、9、15、16、22、23 天；>75 岁患者于第 1、8、15、22 天

达雷妥尤单抗

16mg/kg，每周 1 次，连用至少 8 周之后，改为每 4 周 1 次。可以联合使用 Rd 或 Bd 或其他方案。

IRD（伊沙佐米+来那度胺+地塞米松）每 4 周 1 周期，注意血栓预防

伊沙佐米 4mg 每周一次，d1、8、15

来那度胺 25mgQd 口服 d1～21

地塞米松 40mg 每周 1 次（可根据基础疾病减少用量）

ITD（伊沙佐米+沙利度胺+地塞米松）每 4 周 1 周期，注意血栓预防

伊沙佐米 4mg 每周一次，d1、8、15

沙利度胺 100～200mgQN 口服

地塞米松 40mg 每周 1 次（可根据基础疾病减少用量）

MPT（马法兰+泼尼松+沙利度胺）每 6 周 1 周期，注意血栓预防

马法兰（Mel）9mg/m^2 口服 d1～4

泼尼松（Pred）60mg/m^2 口服 d1～4

沙利度胺 100～200mg 口服 d1～28

MPV（马法兰+泼尼松+硼替佐米），每 6 周 1 个周期，注意血栓预防

马法兰 9mg/m^2 口服 d1～4

泼尼松 60mg/m^2 口服 d1～4

硼替佐米（Velcade）1.3mg/m^2 静脉或皮下注射 d1、4、8、11、22、25、29、32

每 6 周 1 周期

TAD（沙利度胺+阿霉素+地塞米松）每 4 周 1 周期，注意血栓预防

沙利度胺（Thal）100～200mg 口服，d1～28

阿霉素 9mg/m^2 持续静脉（或>6 小时）d1～4

地塞米松 40mg d1、8、15、22 或 20mg d1、2、4、5、8、9、11、12（可根据基础疾病减少用量）

BCD（硼替佐米+环磷酰胺+地塞米松）每 3 周 1 个周期

硼替佐米 1.3mg/m^2 静脉或皮下注射 d1、4、8、11

环磷酰胺 300mg/m^2，静脉 d1、4、8、11 或 300mg 连用 5 天

地塞米松 40mg d1、8、15、22 或 20mg d1、2、4、5、8、9、11、12（可根据基础疾病减少用量）

VAD±T（长春新碱+阿霉素+地塞米松±沙利度胺）
沙利度胺 100～200mg 口服，d1～28
阿霉素 9mg/m^2 持续静脉（或>6 小时）d1～4
地塞米松 40mg，d1～4、8～11、15～19（可根据基础疾病减少用量）
长春新碱 0.4mg/d 持续静脉（或>6 小时）d1～4
每 4 周 1 周期

TD（沙利度胺+地塞米松）
沙利度胺 200mg 口服，d1～28
地塞米松 40mg，d1～4、8～11、15～19（可根据基础疾病减少用量）
每 4 周 1 周期

注：在上述方案中的硼替佐米应根据周围神经病变进行剂量调整，皮下使用硼替佐米可减少神经毒性的发生。

（八）疗效评估

至少每两个疗程后应有疗效评估。

1. sCR（严格意义的完全缓解）

满足 CR 标准的基础上加上血清游离轻链（FLC）比值正常以及经免疫组化证实骨髓中无克隆性浆细胞。骨髓克隆性浆细胞的定义为应用免疫组化方法检测连续两次 κ/λ>4:1 或<1:2（分别针对 κ 型和λ型患者，计数≥100 个浆细胞）。

2. CR（完全缓解）

血清和尿免疫固定电泳阴性，软组织浆细胞瘤消失，骨髓中浆细胞<5%；对仅依靠血清 FLC 水平作为可测量病变的患者，除了满足以上 CR 的标准外，还要求血清 FLC 的比值连续两次评估均恢复正常（0.26～1.65）。

3. VGPR（非常好的部分缓解）

血清蛋白电泳检测不到 M 蛋白，但血清和尿免疫固定电泳仍阳性；或 M 蛋白降低≥90%且尿 M 蛋白<100mg/24h；在仅依靠血清 FLC 作为可测量病变的患者，除满足以上 VGPR 的标准外，还要求连续两次受累和未受累血清 FLC 之间的差值缩小>90%。

4. PR（部分缓解）

（1）血清 M 蛋白减少≥50%，24h 尿 M 蛋白减少≥90%或降至<200mg/24h；（2）如果血清和尿中 M 蛋白无法检测，则要求受累与未受累血清 FLC 之间的差值缩小≥50%，以替代 M 蛋白标准；（3）如果血清和尿中 M 蛋白以及血清 FLC 都不可测定，并基线骨髓浆细胞比例≥30%时，则要求骨髓内浆细胞数目减少≥50%；（4）除了上述标准外，如果基线存在软组织浆细胞瘤，则要求可测量病变 SPD（最大垂直径乘积之和）缩小≥50%。以上指标均需连续两次评估，同时应无新的骨质病变发生或原有骨质病变进展的证据。

5. MR（微小缓解）（仅用于难治/复发 MM 的评价）

血清 M 蛋白减少 25%～49%并且 24 小时尿轻链减少 50%～89%。如果基线存在软组织浆细胞瘤，则要求可测量病变 SPD 缩小 25%～49%。溶骨性病变的数量和大小没有增加（可允许压缩性骨折的发生）。

6. SD（疾病稳定）

不符合 CR、VGPR、PR、MR 及 PD 标准，同时无新的骨质病变或原有骨质病变进展的证据。

7. PD（疾病进展）

符合以下 1 项即可（以下所有数据均与获得的最低数值相比）：（1）血清 M 蛋白升高≥25%（升高绝对值≥5g/L）或 M 蛋白增加≥10g/L（基线血清 M 蛋白≥50g/L 时）；（2）尿 M 蛋白升高≥25%（升高绝对值≥200mg/24h）；（3）如果血清和尿 M 蛋白无法检出，则要求受累与非受累血清 FLC 之间的差值增加≥25%（增加绝对值＞100mg/L）；（4）如果血清和尿中 M 蛋白以及血清 FLC 都不可测定，则要求骨髓浆细胞比例升高≥25%（增加绝对值≥10%）；（5）出现新的软组织浆细胞瘤病变：原有 1 个以上的可测量病变 SPD 从最低点增加≥50%，或原有的≥1cm 的病变其长轴增加≥50%；（6）循环浆细胞增加≥50%（在仅有循环中浆细胞作为可测量病变时应用，绝对值要求至少为 200 个细胞/L。

8. 临床复发（clinical relapse）

符合以下 1 项或多项：（1）出现新的骨病变或者软组织浆细胞瘤（骨质疏松性骨折除外）；（2）明确的（可测量病变 SPD 增加 50%且绝对值≥1cm）已有的浆细胞瘤或骨病变增加；（3）高钙血症；（4）Hb 下降≥20g/L（与治疗或非 MM 因素无关）；（5）从 MM 治疗开始血肌酐上升≥176.8mmol/L（2mg/dl）并且与 MM 相关；（6）血清 M 蛋白相关的高黏滞血症。

9. CR 后复发（relapse from complete response）

符合以下 1 项之一：（1）免疫固定电泳证实血或尿 M 蛋白再次出现；（2）骨髓浆细胞比例≥5%；（3）出现 PD 的任何其他表现。

第十七章　过敏性紫癜

过敏性紫癜（Henoch－Schönlein purpura，HSP）是一类主要侵犯小血管的免疫复合物性血管炎，也称为白细胞碎裂性血管炎。由于其本质为“与 IgA 沉积相关的免疫介导的血管炎”，因此 2012 年教堂山国际共识会议（International Chapel Hill Consensus Conference，CHCC2012）将 HSP 更名为 IgA 血管炎（IgAV）。尽管已经发现多种诱发因素（如细菌、病毒或寄生虫感染，昆虫叮咬，疫苗接种，食物或药物过敏等），但其根本病因仍然未知。免疫、遗传和环境因素似乎都起作用。发病机制主要为 IgA 免疫复合物介导白细胞碎裂性血管炎，致组织及脏器损伤。

本病主要见于儿童、青少年，成人发病率较低，男性发病率略高于女性，冬、春季为发病的高峰期，大约 1/2 病例存在上呼吸道前驱感染，尤其链球菌感染。

【诊断标准】

（一）临床表现

1. 皮肤

多以皮肤紫癜为首发症状。典型的紫癜呈红色或紫红色，多为高出皮面的荨麻疹样出血疹，压之不褪色。皮疹可融合成片，重者可发展为出血性疱疹、皮肤溃疡或坏死。紫癜多呈对称性分布，以四肢（尤其是下肢）的伸侧和臀部为多见，较少累及面部、掌心、足底和躯干。紫癜一般 1～2 周内消退，不留痕迹。紫癜可分批出现，每批间隔数日至数周不等，故常同时存在新旧不一的紫癜。紫癜也可于完全消退后多次再发。

2. 关节

可出现肿胀、酸痛，急性期疼痛较剧烈，可影响活动。多见于膝、踝、肘、手指等关节，持续时间短，无后遗症或畸形。在皮肤紫癜未出现前易误诊为风湿病。

3. 消化道

常表现为急性腹绞痛，多位于脐周，呈阵发性，可伴有恶心、呕吐、黑便和上消化道出血。多见于儿童。若不伴有皮肤紫癜，易误诊为急腹症。小儿病例可因肠道不规则蠕动诱发肠套叠。

4. 肾脏

30%左右的患者可出现肾脏损害。一般于皮肤紫癜后 2～4 周出现，也可出现于皮疹消退后。常见的肾脏损害表现为肉眼或镜下血尿，可伴有蛋白尿、管形尿、血压升高等。肾脏损害可很快恢复，也可持续数月，偶可转为慢性肾炎。个别患者可很快发生肾功能不全。

5. 少见表现

偶有中枢神经系统受累，表现为短暂轻瘫、抽搐、蛛网膜下腔出血、昏迷等。肺部受累较罕见，表现为肺出血和间质病变。其他少见受累部位还有睾丸、眼等。

根据其突出的临床表现，曾将本病分为五型：皮肤型（单纯紫癜型）、腹型、关节型、肾炎型、混合型，由于许多患者临床表现各异，故目前不再强调分型，而强调受累部位和程度。

（二）实验室检查

1. 血象

血小板计数大多正常。白细胞计数大多正常或轻至中度增多。寄生虫感染等诱因所致者嗜酸性粒细胞可增多。一般无贫血。

2. 出凝血功能

出血时间、血块收缩时间大多正常，部分病例束臂试验阳性。凝血象（凝血酶原时间、活化部分凝血活酶时间、凝血酶时间、纤维蛋白原浓度）一般无异常。

3. 尿常规

肾脏受累时可有血尿、蛋白尿、管型尿等。

4. 大便常规

胃肠道受累时可出现便潜血阳性。有时可查到寄生虫或虫卵。

5. 骨髓象

一般无异常。

6. 其他检查

急性期血沉可加快，C－反应蛋白常升高。约1/3的患者抗链“O”效价升高。约50%～70%患者在急性期时血清IgA升高。肾损害时血清尿素氮和肌酐可升高。

【治疗原则】

（一）病因治疗

查找、消除或避免可能的诱因和治疗原发疾病极为重要。

（二）支持及对症

皮肤紫癜急性期可平卧休息数日，通过减轻下肢静脉压力，避免下肢紫癜加重。关节痛者可用非甾体类抗炎药。有消化道出血者，可禁食，予静脉补液。仅大便潜血阳性者，如腹痛不重，可进流食。

（三）药物治疗

1. 单纯紫癜型或关节型患者

轻型可仅用抗组胺药物、保护血管药物（芦丁、维生素C、维生素E、钙剂、安络血等）。重型患者急性期可给予糖皮质激素（每日泼尼松0.5～1mg/kg），以缓解症状。多次复发患者可试用环磷酰胺、环孢素A等免疫抑制剂。

2. 腹型患者

腹痛时可予解痉挛药，糖皮质激素可缩短患者腹痛持续时间，但并不影响临床过程。因此，建议仅在症状严重到影响进食、日常活动及需要住院治疗时应用泼尼松（每日1～2mg/kg，最大剂量为每日60～80mg），对不能口服患者，可静脉应用等效剂量甲泼尼龙（每日0.8～1.6mg/kg，最大剂量为每日64mg），有效后糖皮质激素逐渐减停。

3. 肾型患者

肾脏受累患者建议转肾内科诊治。

第十八章　原发免疫性血小板减少症

原发免疫性血小板减少症（primary immunethrombocytopenia，ITP）既往亦称特发性血小板减少性紫癜，是一种获得性自身免疫性出血性疾病，称之为“原发”以区别继发于系统性免疫性疾病、药物或感染相关的其他继发性免疫性血小板减少症。

根据病程长短，ITP分为初治ITP（＜3个月）、持续性ITP（3～12个月）和慢性ITP（＞12个月）。

按病情和疗效，ITP还可分为重型ITP和难治性ITP。重型ITP的定义为就诊时血小板＜10×10^9/L，且存在需要治疗的出血症状或常规治疗中发生了新的出血症状且需要用其他升高血小板药物治疗或增加现有治疗的药物剂量。难治性ITP是指脾切除后无效或者复发，仍需要治疗以降低出血危险。

【诊断标准】

（一）临床表现

1. 出血表现

可有皮肤和黏膜出血，也可无任何出血表现。皮肤出血多为出血点和紫癜，严重者可出现瘀斑。黏膜出血多为鼻衄和口腔黏膜出血，血小板严重减少时口腔黏膜可出现血疱。有些女性患者以月经过多为首发出血表现。少数患者可出现消化道、泌尿道等内脏出血，偶尔发生颅内出血。

2. 脾脏

一般不增大。

（二）实验室检查

1. 血小板计数

多次检查均减少。

2. 血涂片检查

符合血小板减少，血细胞形态无异常，血小板无异常聚集。

3. 骨髓象

巨核细胞数增多或正常，伴成熟障碍，血小板减少。其他系列细胞的形态和比例一般无异常。

4. 其他检查

包括肝肾功能、病毒检测、自身抗体检测等，以排除可以导致血小板减少的其他原因。

【治疗原则】

1. 观察

适用于血小板计数≥30×10^9/L，无出血表现且不从事增加出血危险工作（或活动）。

2. 首选治疗

（1）大剂量地塞米松（HD－DXM）：每日40mg，连续口服4天，无效患者可在半个月后重复 1 个疗程。

（2）泼尼松：起始剂量为每日 1mg/kg，病情稳定后快速减至最小维持量（＜15mg/d），如不能维持应考虑二线治疗，治疗 4 周仍无反应，应迅速减量至停用。

3. 二线治疗

激素无效或有效后复发、需较大剂量激素方可维持血小板计数在安全范围或有激素禁忌证，可酌情采用：①促血小板生成药物：包括重组人血小板生成素（rhTPO）、艾曲波帕（Eltrombopag）和罗米司亭（Romiplostim）；②抗 CD20 单克隆抗体（Rituximab，利妥昔单抗）；③脾切除术；④其他二线药物如硫唑嘌呤、环孢素 A、达那唑、长春碱类。

4. 其他治疗

（1）静脉用丙种球蛋白（IVIg）：主要用于：①ITP 的紧急治疗；②不能耐受肾上腺糖皮质激素的患者；③脾切除术前准备；④妊娠或分娩前；⑤部分慢作用药物发挥疗效之前。常用剂量为每日 0.4g/kg，连续 5 天或 1.0g/kg 给药 1 次（严重者每天 1 次、连用 2 天）。必要时可以重复。

（2）输注血小板：一般仅用以控制严重出血。

（3）纤维蛋白溶解抑制剂：如氨甲环酸、氨基己酸等，辅助止血。肉眼血尿时禁用。

（4）中药治疗。

第十九章　血　友　病

血友病 A（hemophilia A）和血友病 B（hemophilia B）是遗传性出血性疾病，是分别缺少因子Ⅷ（FⅧ）和因子Ⅸ（FⅨ）所致。血友病 A 及血友病 B 均为伴性隐性遗传，男性患病，女性为致病基因携带者。女性携带者体内的因子水平可低于正常水平。

【诊断标准】

（一）病史

约 2/3 的患者有明确家族史且符合 X 连锁隐性遗传规律。

（二）临床表现

1. 出血

表现为轻微损伤及手术后过度出血，也可为自发出血。常见出血部位为关节、肌肉和深部组织，尤以关节出血最具特征性。可发生消化道、泌尿道等内脏出血，也可发生鼻衄及口咽部出血。重型患者生后即可发病，轻型及中型患者发病可较晚，甚至成年后发病。

2. 出血的并发症

关节出血可致关节肿胀、疼痛，急性期活动受限。关节反复出血可逐步损伤滑膜、软骨及骨骺，出现关节畸形、活动受限、强直、融合伴持续疼痛。长期制动或关节保护性屈曲，可致肌肉萎缩及挛缩。肌肉及深部组织出血引起血肿，可致疼痛。血肿压迫可致麻木、神经损伤、肌肉萎缩、肢体及脏器功能障碍和组织坏死。巨大血肿可破溃，经久不愈。同一血肿反复出血可形成假性肿瘤。急性出血或反复出血可致贫血。内脏出血、咽喉部出血及颅内出血等严重出血可致死。

（三）实验室检查

1. 血象和血涂片

血小板计数正常，血小板形态无异常。

2. 凝血功能

凝血酶原时间（PT）、凝血酶时间（TT）、纤维蛋白原正常，活化部分凝血活酶时间（APTT）延长且可被正常混合血浆纠正。

3. 凝血因子活性

血友病 A 时 FⅧ活性降低，血友病 B 时 FⅨ活性降低。FⅧ活性或 FⅨ活性＜2%为重型血友病，2%～5%为中型血友病，5%～25%为轻型血友病。25%～40%为亚临床型。

FⅧ活性降低，尤其是轻度降低和无家族史者，需检测出血时间、vWF 抗原和瑞斯托霉素诱导等，除外血管性血友病。

APTT 延长且可被正常混合血浆纠正而 FⅧ活性和 FⅨ活性正常，需检测 FⅪ活性和 FⅫ活性，除外遗传性凝血因子Ⅺ和Ⅻ缺陷。

APTT 延长但不被正常混合血浆纠正者，需进一步检测，除外内源性凝血途径凝血因子的抑制物。

【治疗原则】

（一）一般原则

（1）关节出血发作时可采用 RICE 措施，即 R（Rest，休息）、I（Ice，冰敷）、C（Compression，局部压迫）、E（Elevation，患肢抬高，休息并保持在功能位置）。

（2）避免使用可抑制血小板功能的药物，如阿司匹林、氯吡格雷、双嘧达莫、布洛芬、吲哚美辛等。

（3）药物尽量口服，避免皮下和肌内注射药物。静脉穿刺后需充分压迫。

（4）避免外伤和手术。需在凝血因子替代治疗下行骨髓穿刺等有创性操作和手术。

（5）生育前进行遗传咨询，女性携带者争取行产前诊断。

（二）凝血因子替代治疗

1. 控制出血的替代治疗

发生出血时应尽早输注凝血因子止血，以降低关节、组织和脏器功能受损的程度。应根据患者凝血因子基础值、出血严重程度、出血部位、是否有抑制物、其他止凝血机制是否完善和凝血因子的半寿期制定治疗方案。

（1）血友病 A：输注凝血因子Ⅷ浓缩物或重组人凝血因子Ⅷ。一般按输注 1 单位（U）/kg 体重的 FⅧ浓缩物或重组 FⅧ约使患者循环血液中 FⅧ：C 水平提高 2%估算单次输注量，即需要输注的 FⅧ总量（U）=［希望达到的 FⅧ：C 水平（%）－患者当前血浆 FⅧ：C 水平（%）］×0.5×患者体重（kg）。FⅧ半寿期 8～12 小时，常需每日输注 2 次。一般应连续输注直至出血停止并消散。无条件使用 FⅧ制剂时可输注冷沉淀物或新鲜冰冻血浆（FFP）。

（2）血友病 B：输注凝血酶原复合物（PCC）。按输注 1U/kg 体重的 PCC 约使患者循环血液中 FⅨ：C 水平提高 1%估算单次输注量，即需要输注的 PCC 总量（U）=［希望达到的 FⅨ：C 水平（%）－患者当前血浆 FⅨ：C 水平（%）×患者体重（kg）。FⅨ半寿期为 12～24 小时，可每日输注 1 次。一般应连续输注直至出血停止并消散。输注 PCC 需警惕血栓形成。无条件使用 PCC 时可输注 FFP。输注 FFP 需考虑血浆容量，单次输注不宜超过 10～15ml/kg 体重。

2. 手术期的替代治疗

治疗方案的制订除了应考虑患者凝血因子基础值、出血严重程度、出血部位、是否有抑制物、其他止凝血机制是否完善和凝血因子的半寿期，还应考虑手术大小与部位，按前述方法估算单次输注量和给药间隔。手术前 1～2 天应进行凝血因子输注的有效性试验，指导剂量的制定。手术当日及术后第 1 天，大型手术的血中 FⅧ：C 或 FⅨ：C 水平一般应达 80%～100%，中型手术应达 60%～80%，小型手术应达 40%～60%。从手术后第 2 天起酌情减量，替代治疗的疗程约 7～14 天。

3. 预防治疗

有条件者可采用预防治疗，即定期输注凝血因子，预防出血或减轻出血发作的频度和程度。目前国内推荐小剂量预防治疗，即血友病 A 输注 FⅧ制剂 10～15U/kg，2～3 次/周，血友病 B 输注 PCC 5～10U/kg，1～2 次/周。

当输注凝血因子的效果降低或无效时，接受替代治疗的患者应检测 FⅧ或 FⅨ的抑制物。若出现抑制物，可给予相应治疗。Emicizumab 是双克隆特异性抗体，可与活性型凝血因子 IX 和凝血因子 X 结合，促进血液凝固，可作为有 FⅧ抑制物时血友病 A 患者的替代治疗。

（三）辅助治疗

1. DDAVP

轻型血友病 A 有效，对血友病 B 无效。

2. 止血药物

黏膜出血可酌情局部使用止血粉、凝血酶或明胶海绵等。纤维蛋白溶解抑制剂，如氨甲环酸和氨基己酸，对口腔、消化道等黏膜出血有效。纤溶抑制剂不宜与 PCC 同时使用，肉眼血尿者禁用。

3. 肾上腺皮质激素

能改善毛细血管通透性、加速血肿吸收，急性出血时可每日口服泼尼松 30～40mg，5～7 天。

4. 止痛药物

可以单用或联合使用扑热息痛、COX－2 拮抗剂、鸦片类等对血小板功能无影响的药物以止痛。

5. 物理治疗及康复训练

应于出血急性期过后及早在物理康复医师指导下进行，以促进吸收、消除肿胀、恢复关节和肌肉的功能。也适用于慢性血友病滑膜炎、关节炎和肌肉血肿。

6. 放射性同位素滑膜切除术

适用于关节出血频率大于每半年 3 次以上的慢性血友病滑膜炎患者，以减轻关节出血。

7. 关节修复术和关节置换术

用以改善关节功能。

第二十章　弥散性血管内凝血

弥散性血管内凝血（DIC）是发生于许多疾病或临床情况的一种临床综合征，以广泛性血管内凝血引起纤维蛋白形成和血栓栓塞，进而继发出血和脏器功能衰竭为特征。

【诊断标准】

（一）临床表现

（1）存在易于引起 DIC 的基础疾病，如感染、恶性肿瘤、病理产科、大型手术及创伤等。

（2）有下列两项以上表现：①多发性出血倾向。②不易以原发病解释的微循环衰竭或休克。③多发性微血管栓塞症状、体征，如皮肤、皮下、黏膜栓塞坏死及早期出现肾、肺、脑等脏器功能不全。

（二）实验室检查

同时有以下三项以上异常：

（1）血小板＜$100×10^9$/L 或进行性下降。

（2）纤维蛋白原＜1.5g/L 或呈进行性下降，或＞4.0g/L。

（3）鱼精蛋白副凝固试验（3P 试验）阳性或纤维蛋白（原）降解产物（FDP）升高或 D－二聚体水平升高。

（4）凝血酶原时间（PT）缩短或延长 3 秒以上或呈动态性变化，或活化凝血活酶时间（APTT）缩短或延长 10 秒以上。

（三）诊断评分系统

目前多采用 2001 年国际血栓与止血学会（ISTH）提出的简易 DIC 诊断评分系统，具体步骤：

1. 危险性评估

患者是否存在可致 DIC 的基础病变。若存在，继续以下步骤。

2. 送检常用出凝血试验

血小板计数、PT、纤维蛋白原、纤维蛋白降解指标（可溶性纤维蛋白单体或纤维蛋白降解产物）。

3. 分析出凝血试验结果并进行评分

血小板计数（$×10^9$/L）：＞100=0 分，＜100=1 分，＜50=2 分。

纤维蛋白降解相关标志物（可溶性纤维蛋白单体、D－二聚体、FDP）：无升高=0 分，中度升高=2 分，显著升高=3 分。

PT 延长（秒）：＜3=0 分，＞3 但＜6=1 分，＞6=2 分。

纤维蛋白原水平（g/L）：＞1.0=0 分，＜1.0=1 分。

4. 累计评分及判断结果

若积分≥5，符合显性 DIC，每天重复评分；若积分＜5，提示非显性 DIC，1～2 天后重复上述评分过程。

（四）DIC 分型和分期

根据发病缓急，分成急性 DIC 和慢性 DIC。临床最常见的是急性 DIC，多见于感染、产科并发症、血液肿瘤（白血病、淋巴瘤）和严重创伤，最突出的临床特征是出血，而血栓栓塞表现常不易觉察，但实际上，血栓栓塞引起的循环和代谢障碍与急性 DIC 时的缺血、休克、脏器功能衰竭有关。慢性 DIC 多见于实体肿瘤、死胎综合征、局部血管内凝血（巨大动脉瘤和血管瘤）、进展性肝病等，常表现为血栓栓塞，出血表现多不明显。

根据 DIC 所处的病理生理阶段和机体的代偿状态，分为高凝期、消耗性低凝期和纤溶亢进期。

【治疗原则】

1. 去除和治疗原发疾病

是治疗 DIC 的首要治疗。

2. 补充凝血因子和血小板

适用于消耗性低凝期和纤溶亢进期。通过输注血浆制品（新鲜冰冻血浆和纤维蛋白原等）和血小板，使纤维蛋白原水平≥1.5g/L，血小板计数≥30×10^9/L。对难以止血的患者，也可试用凝血酶原复合物和重组人活化因子Ⅶ制剂。

3. 抗凝治疗

目前最常使用的仍为普通肝素，可采用中低剂量，根据 APTT、出血情况调整剂量。也可采用低分子量肝素。抗凝治疗适用于：①DIC 早期（高凝期）；②积极替代治疗后仍不能改善出血和纠正凝血指标异常；③多发性血栓栓塞表现；④顽固性休克；⑤慢性 DIC 伴血栓反复发作。纤溶亢进期、脏器新鲜出血和颅内出血的患者慎用或禁用抗凝治疗。肝素治疗过程中若 TT＞30s，一般情况恶化、出血增加，则需酌情停用肝素，给予鱼精蛋白中和体内肝素。

4. 纤溶抑制剂

如氨甲环酸和 6－氨基己酸等。适用于以纤溶亢进为主要特征的 DIC（常见于急性早幼粒细胞白血病、羊水栓塞、前列腺癌）和 DIC 的纤溶亢进期，DIC 高凝期禁用，严重肾功能不全和肉眼血尿禁用或慎用。

5. 其他支持治疗

包括纠正缺氧、休克、酸中毒和电解质紊乱等措施。

第二十一章 脾功能亢进

脾功能亢进是一种由多种病因引起的综合征，因为血细胞被脾脏过度阻留、破坏所形成。其临床特点为不同程度的脾脏肿大，外周血中一种或多种血细胞减少，而骨髓中相应系列的细胞增生，切除脾脏或毁坏脾功能后血象可恢复正常。

【诊断标准】

（一）临床表现

（1）脾功能亢进可为原发性或继发性，病史询问中应注意各种能够引起脾肿大的原发病，如肝硬化、门静脉或脾静脉受压或栓塞、慢性感染性疾病、慢性溶血性疾病、结缔组织病、淋巴组织与骨髓增殖性肿瘤、先天性代谢性疾病及组织细胞增生症等。

（2）体检除注意各种原发病的表现外，应重点检查脾肿大程度（肋缘下脾脏大小及脾浊音区上界）。但脾肿大与脾功能亢进的程度不一定成正比。

（二）实验室及辅助检查

1. 外周血细胞减少

红细胞、白细胞及血小板可一种或多种同时减少。

2. 骨髓造血细胞代偿增生

骨髓细胞增生活跃或明显活跃，骨髓中相应系列的细胞显著增生，有时可表现为轻度成熟障碍（由于外周血细胞大量消耗，骨髓中成熟细胞被过度释放所引起）。

3. B 超检查

有助于了解肝脾的长径、厚度、形态和质地。

4. 有条件的单位可作放射性核素检查

注射 ^{51}Cr 标记的红细胞或血小板后作肝区与脾区的体表扫描，如脾区辐射强度大于肝区的 2 倍，为脾功能亢进的辅助证据。

【治疗原则】

大多数脾肿大导致血细胞减少者，以治疗原发病为主。

血细胞减少严重，放射性核素检查示脾脏为破坏血细胞的主要场所，如果原发病无法根治，脾切除术（开腹或腹腔镜下）是脾亢的常规治疗方法，其他类型的保脾术式以及脾实质毁损微创疗法（脾动脉栓塞或脾区放射治疗）存在脾亢复发率高的缺点，目前仍以脾脏全切除为主要手术方式。

脾脏切除后，细菌性感染的发病率有所增高，应加强预防。亦应警惕脾切除后血小板过高而并发血栓形成。

第二十二章　传染性单核细胞增多症

传染性单核细胞增多症（infectious mononucleosis，IM）是由急性原发性EB病毒（Epstein－Barr virus，EBV）感染所致的临床上以发热、淋巴结肿大和扁桃体性咽峡炎为主要表现的自限性疾病。EBV为人类疱疹病毒4型（HHV－4），通过接触传播，具有代表性的是通过唾液分泌传播。EBV感染极其常见，30岁之前近90%的成人EBV抗体阳性。大多数EBV感染恢复后没有后遗症，并可获得终身免疫。但EBV感染也是一种伴一定时期激活的终身感染，在免疫缺陷的患者中可能诱发肿瘤。IM并不被认为是高传染性疾病。由原发性EBV感染所致的IM最常见的发病年龄是青少年，发病高峰为15～24岁，被外行称为“接吻疾病”。当EBV进入口咽部时，病毒开始复制。EBV易感染淋巴组织的B细胞，感染通过淋巴系统播散，身体可以通过产生抗体抵御病毒。T细胞对感染的B细胞发生反应，导致反应性T淋巴细胞增多。一般认为典型的潜伏期为1～2个月，病程约1个月，恢复期为感染后3～6个月。急性感染后数月都可产生病毒释放。但需要警惕的是，IM有时可导致急性、慢性和严重致死性并发症。其他病原菌如巨细胞病毒（CMV）、人类免疫缺陷病毒（HIV）、疱疹病毒－6（HHV－6）感染等，也可导致IM样表现，因此有人把包括EBV感染在内这些感染所致的类似的临床表现统称为单核细胞增多综合征（mononucleosis syndromes）。

【诊断标准】

完整的病史、体检和实验室检查对于准确的诊断至关重要。

（一）临床表现

1. 因年龄各异

（1）15～24岁青少年大多数表现为典型的发热、突然出现的咽喉痛、颈部淋巴结肿大（特别是颈前和颈后）三联征，特别是伴扁桃体和悬雍垂水肿的渗出性咽峡炎（“白色涂料”性渗出物，而细菌性扁桃体炎多为斑点状渗出物，其他病毒性咽峡炎多为无渗出物红斑）。还常表现为逐渐出现的乏力、肌痛和疲劳。少数表现为腹痛、肝肿大、脾肿大、恶心、呕吐、上颚出血点、眶周和眼睑浮肿、皮疹以及亚临床肝炎。多数表现中位持续时间不到10天，疲劳和颈部淋巴结肿大中位持续时间为3周，但疲劳也可以持续数月。

（2）青春期前儿童可以表现为非特异性症状或无症状。

（3）年长成人更可能出现黄疸，但典型表现不常见，出现咽喉痛、淋巴结肿大和脾肿大的可能性小。

2. 并发症

脾破裂、脓毒症、呼吸道梗阻、神经系统并发症如脑膜炎、肝衰竭、心脏并发症、免疫功能不全状态等虽少见，但均为IM严重致死性并发症。慢性活动性EBV感染（CAEBV）、EBV相关性噬血淋巴组织细胞增多症（HLH）、X连锁淋巴增殖综合征（XLS）和移植后淋巴增殖性疾病（PTLD）均与免疫功能低下易感EBV有关。还可以合并自身免疫性溶血性贫血（AIHA）等。

3. 相关疾病

淋巴系统肿瘤如伯基特淋巴瘤（BL）和霍奇金淋巴瘤（HL）、上皮来源肿瘤如鼻咽癌和胃癌、某些自身免疫性疾病如多发性硬化（MS）均为 EBV 感染的相关疾病，反映了 EBV 感染的远期并发症。

（二）实验室检查

1. 血象

淋巴细胞增多，一般>50%，异型淋巴细胞>10%。可见白细胞增多，偶见血小板减少。

2. 嗜异凝集试验

为初始检查，快速、便宜，敏感性近 85%，特异性近 100%，假阴性 25%。早期敏感性不高，急性感染 1 周后敏感性增加，2～5 周达高峰。但也有人认为特异性还不够强以及假阴性可能，不建议常规使用。

3. EBV 抗体

对于怀疑 IM 而嗜异凝集试验阴性的患者，检测 EBV 衣壳抗原（VCA）IgM 和 IgG 抗体，核抗原（EBNA）IgG 抗体，早期抗原（EA）IgM 和 IgG 抗体，有助于诊断和疾病分期（表 22－1）。EBV VCA IgM 为确诊试验。但上述检测价格较贵、耗时，且 EA 抗体也可见于 20%健康人很多年。

4. EBV 载量检测

用实时定量 PCR 检测 EBV－DNA，是诊断和监测免疫缺陷患者 EBV 感染最好的试验，也可用于血清结果不确定的 IM 的早期诊断。

5. 其他

流式检测显示淋巴细胞增多为 CD8+细胞所致，CD4+T 细胞和 B 细胞不增加。主要细胞群为 CD8+CD57－和 CD3+γδ+T 细胞。

（三）鉴别诊断

CMV 感染、急性 HIV 感染、链球菌性咽峡炎、弓形虫病、其他病毒性咽峡炎等也可能有 EBV 感染所致的 IM 的类似临床表现，应注意鉴别。特别是 EBV 感染也可能同时出现 CMV IgM 抗体，可能是 IgM 抗体交叉反应所致的假阳性，亦应引起注意。CMV 感染一般在 25 岁后增加，主要感染单核－吞噬细胞系统，造成反应性 T 细胞增多。

表 22－1　EBV 感染分期

感染分期	VCA IgM	VCA IgG	EBNA－1 IgG
无	－	－	－
急性原发	+～++	－～+	－
亚急性	+++～++++	++～++++	－～+
恢复期	－～+++	+++～++++	－～++
过去（90%～95%）	－	+++	+++～++++
过去（5%～10%）	－	+++	－

急性原发：起病后 0～3 周；亚急性：3 周～3 个月；恢复期：3～6 个月

【治疗原则】

本病目前尚无特异性治疗方法，缓解症状是治疗的基石，大多数患者能自愈。

（一）对症治疗

退热药和抗炎药如对乙酰氨基酚，可以帮助治疗发热、咽喉痛和全身疲劳。鼓励水化、休息和营养摄入。抗生素治疗无效，仅用于咽部和扁桃体继发细菌感染，但容易引起全身斑状丘疹，特别是用β－内酰胺类抗生素。在疾病早期（约 3 周）运动员应避免运动，因为脾肿大见于约 50%的 IM 患者，会增加脾破裂的风险。也有人认为至少 4～6 周应避免运动，直到脾脏恢复正常大小。可以通过 B 超测量和监测脾脏的大小。

（二）糖皮质激素

由于免疫抑制作用以及影响病毒的清除，一般不常规推荐，但在气道梗阻时推荐使用，并同时采取适当的气道处理。强的松 40～60mg/d 7～10 天，一旦有效就快速减量。上述方案也适用于合并严重的 AIHA、严重的免疫性血小板减少症、神经系统并发症、胰腺炎和心肌炎。

（三）抗病毒治疗

阿昔洛韦和伐昔洛韦可以通过抑制病毒 DNA 聚合酶阻碍 EVB 复制，并且防止病毒从口咽部脱落，但均无助于缩短病程和减轻疾病严重程度。因为此时疾病是由于免疫病理过程所致，而不是因为病毒增殖。但抗病毒治疗在慢性侵袭性 EBV 感染和移植后 EBV 感染是有用的。

第二十三章　噬血细胞综合征及其他组织细胞疾病

根据临床表现、流行病学、病理、免疫表型及基因突变，对组织细胞疾病进行了五分类，即 LCMRH 分类。L 组：即朗格罕组，包括 LCH、未确定的树突状细胞组织细胞增生症（interdigitating dendritic cell histiocytosis，ICH）、Erdheim－Chester 病（Erdheim－Chester disease，ECD）、ECD 合并 LCH；C 组：即皮肤和黏膜皮肤组织细胞增生症，包括黄色肉芽肿、非黄色肉芽肿；M 组：即恶性组织细胞病组，包括原发性和继发性恶性组织细胞病；R 组：即 Rosai－Dorfman 病（Rosai－Dorfman disease，RDD）组，包括各种类型的 RDD；H 组：即噬血细胞性淋巴组织细胞增多症（hemophagocytic lymphohistiocytosis，HLH）组。

第一节　噬血细胞综合征

噬血细胞综合征（hemophagocytic syndromes，HPS），又称噬血细胞性淋巴组织细胞增生症（hemophagocytic lymphohistocytosis，HLH），是一种由遗传性或获得性免疫调节异常导致的淋巴细胞、单核细胞和吞噬细胞系统异常激活、增殖，分泌大量细胞因子造成的过度炎症反应综合征。HLH 进展迅速，严重威胁生命，根据病因分为原发性和继发性两大类。尽早明确诊断并给予恰当的免疫化学治疗控制过度炎症状态对患者的生存至关重要。

【诊断标准】

（一）临床表现

HLH 是一种临床综合征，具有典型但缺乏特异性的临床表现。最常见的是发热，患者往往体温升高持续超过一周，且抗感染治疗无效。同时伴有肝脾肿大和进行性的血细胞减少引起的一系列相应临床症状体征。HLH 造成的过度炎症反应可能导致全身多脏器功能受累，肝脏是最常见的受累器官，其严重程度不等，可从非常轻度的转氨酶升高到暴发性肝功能衰竭。凝血功能障碍和多变的神经系统症状，如昏迷、癫痫、脑膜炎、脑脊髓炎、海绵窦综合征和脑出血可在 1/3 以上的患者中观察到。部分患者可以出现皮疹、消化道病变等非特异性临床表现。严重的患者可能出现包括心脏、肺、肾脏等重要器官的受累。继发性 HLH 除了上述临床表现外还会伴有与原发病相关的临床表现。

（二）实验室检查

1. 血象

通常为两系以上血细胞减少。血红蛋白＜90g/L（＜4 周婴儿＜100g/L），血小板＜100×10^9/L，中性粒细胞＜1.0×10^9/L。但由于原发病不同，并非所有的 HLH 患者的外周血细胞在就诊时都会低于正常水平。

2. 骨髓象

从正常增生到增生低下或是增生旺盛都有可能。早期可表现为正常增生骨髓象，后期可出现单核、巨噬细胞增多，尤其是出现典型的巨噬细胞吞噬现象，吞噬红细胞、血小板等。噬血现象是 HLH 的关键标志，但是不是唯一的诊断标准，

3. 高血清铁蛋白

活化的巨噬细胞分泌铁蛋白，使血清铁蛋白的水平持续升高。铁蛋白＞500μg/L 是 HLH 的诊断标准之一，其动态变化与疾病状态和治疗效果密切相关。

4. 高甘油三酯血症

空腹甘油三酯＞3.0mmol/L 是 HLH 的诊断指标之一。当 HLH 得到有效控制后，甘油三酯水平也能随之下降。

5. 低纤维蛋白原血症

细胞因子 IL－1β及活化的巨噬细胞均可激活纤溶酶原为纤溶酶，从而增加纤维蛋白原（Fbg）分解，引起低纤维蛋白原血症及 FDP 水平升高。当 Fbg＜1.5g/L 时具有诊断意义。

6. NK 细胞活性降低或缺乏

HLH 患者的 NK 细胞活性的降低或缺乏被认为是具有里程碑意义的发现，成为诊断 HLH 的重要指标之一。无论是原发性 HLH 还是继发性 HLH，在疾病过程中均有可能出现 NK 细胞活性的减低和缺失。

7. sCD25 水平升高

巨噬细胞活化引起 sCD25 的持续升高是 HLH 病程中非常有意义的炎症标记物。血清 sCD25 绝对值＞2400U/ml 是 HLH 的诊断标准之一。

8. CD107a

与颗粒胞吐损害（FHL－3－5，CHS 和 GS－2）有关的基因缺陷导致了溶酶体相关膜糖蛋白 CD107a 转移到细胞表面的功能受损。流式细胞术检测 NK 细胞核 CTL 细胞表面表达 CD107a 是快速筛查与脱颗粒途径有关的原发性 HLH 的手段。

9. 基因测序

在已知与 HLH 相关的 12 种基因（PRF1、UNC13D、STX11、STXBP2、Rab27a、LYST、SH2D1A、BIRC4、ITK、AP3β1、MAGT1、CD27）中证实存在病理性突变。

10. HLH 相关基因的蛋白表达

上述 12 种基因所编码的蛋白表达量下降及功能异常。

（三）HLH－2004 诊断标准

HLH 诊断遵循国际组织细胞协会制定的 HLH－2004 指南。符合以下两条标准中任何一条时可以诊断 HLH。

1. 分子诊断

符合 HLH 在目前已知的 HLH 相关致病基因，如 PRF1、UNC13D、STX11、STXBP2、Rab27a、LYST、SH2D1A、BIRC4、ITK、AP3B1、MAGT1、CD27 等发现病理性突变。

2. 符合以下 8 条指标中的 5 条

（1）发热：体温＞38.5℃，持续＞7 天。

（2）脾大。

（3）血细胞减少（累及外周血两系或三系）：血红蛋白＜90g/L，血小板＜100×10^9/L，中性粒细胞＜1.0×10^9/L 且非骨髓造血功能减低所致。

（4）高甘油三酯血症和/或低纤维蛋白原血症：甘油三酯＞3mmol/L 或高于同年龄的 3 个标准差，纤维蛋白原＜1.5g/L 或低于同年龄的 3 个标准差。

（5）在骨髓、脾脏、肝脏或淋巴结中找到噬血细胞。

（6）NK 细胞活性降低或缺如。

（7）血清铁蛋白升高：铁蛋白≥500μg/L。

（8）sCD25（可溶性白介素－2 受体）升高。

【治疗原则】

HLH 的治疗分为两个方面，一方面是诱导缓解治疗，以控制过度炎症状态为主，达到控制 HLH 活化进展的目的；另一方面是病因治疗，以纠正潜在的免疫缺陷和控制原发病为主，达到防止 HLH 复发的目的。

（一）诱导治疗

目前广泛应用的标准 HLH 治疗方案是 HLH－1994 方案：VP－16：第 1～2 周 150mg/m²，1 周 2 次，第 3～8 周 150mg/m²，1 周 1 次；地塞米松：第 1～2 周每天 10mg/m²，第 3～4 周每天 5mg/m²，第 5～6 周每天 2.5mg/m²，第 7 周每天 1.25mg/m²，第 8 周减量至停药。由于青少年/成人对依托泊苷的需求量和耐受性均相对较低，对于 VP－16 的使用建议进行了年龄相关性调整：15 岁以下患者 75～150mg/m²，15～39 岁患者 75～100mg/m²，40 岁以上患者 50～75mg/m²。需要指出的是，部分风湿免疫病相关 HLH 和轻型的 HLH 患者可以在单纯应用糖皮质激素冲击治疗后获益，一些特殊病原体感染（杜氏利什曼原虫、布氏杆菌病等）的 HLH 患者可以通过针对原发病的治疗获得缓解，无需加用细胞毒药物及免疫调节药物。

（二）CNS－HLH 治疗

对有中枢神经系统受累证据的患者，病情允许时应尽早给予鞘内注射氨甲蝶呤和地塞米松（MTX/Dex），剂量如下：年龄＜1 岁，6/2mg（MTX/Dex）；1～2 岁，8/2mg；2～3 岁，10/4mg；＞3 岁，12/5mg。每周鞘内注射治疗需持续到中枢神经系统恢复正常（包括临床和 CSF 指数）至少 1 周后。

（三）挽救治疗

初始诱导治疗后的 2～3 周应进行疗效评估，对于那些经初始诱导治疗未能达到部分应答及以上疗效的患者建议尽早接受挽救治疗。关于 HLH 的挽救治疗，国内外尚无统一的推荐方案。包括 Alemtuzumab、IFN－γ拮抗剂、JAK2 抑制剂、ATG、DEP 等单药及联合化疗方案的临床研究正在进行中。对于难治/复发的 HLH 患者可以根据噬血细胞综合征中国专家共识推荐考虑采用 DEP 方案进行挽救治疗。起始剂量为脂质体多柔比星 25mg/（m²·d） d1，VP－16 100mg/（m²·d） d1（年龄剂量调整原则可参照诱导治疗方案），甲泼尼龙 15mg/（m²·d） d1～3，0.75mg/（m²·d） d4～7，0.25mg/（m²·d） d8～10，0.1mg/（m²·d）维持至下一疗程。该方案每 2 周重复一次，第 2 次及以后重复时，甲泼尼龙起始剂量可改为 2mg/（m²·d）。病情缓解后积极过渡到原发病治疗或造血干细胞移植。

（四）维持治疗

若患者在诱导治疗的减量过程中无复发表现，并且免疫功能恢复正常，且没有已知的 HLH 相关基因缺陷，可在 8 周诱导治疗后停止针对 HLH 的治疗。符合 allo－HSCT 指征的患者应尽早进行。对于暂时不能进行 allo－HSCT 的原发性 HLH 患者，根据 HLH－94 方案，维持治疗为地塞米松加 VP－16（VP－16 150mg/（m^2·d），2 周 1 次；地塞米松 10mg/（m^2·d）×3d，2 周 1 次，交替使用）。血压稳定和肝肾储备功能良好的患者可加用 CSA 6mg/（m^2·d），血药浓度可控制在 200μg/L 左右。必须指出的是，对于继发性 HLH 患者应在 HLH 诱导治疗后病情得到有效控制同时应积极针对原发病治疗。

（五）异基因造血干细胞移植（allo－HSCT）

Allo－HSCT 的指征包括：①持续 NK 细胞功能障碍；②已证实为家族性/遗传性疾病的患者；③复发性/难治性 HLH；④中枢神经系统受累的 HLH 患者。即使患者的确切病因并未明确，当确诊 HLH 时也应开始寻找供者，因为发病至移植的时间是一个影响 HLH 进展和死亡的因素。移植应尽可能在患者药物治疗达到临床缓解后及时进行。

（六）支持治疗

在诊断时应充分评估患者的脏器储备功能，并给予对症支持治疗，严密监测脏器功能。支持治疗的准则应与正在进行 HSCT 患者的标准相似，包括预防卡氏肺孢子虫肺炎及真菌感染、静脉补充免疫球蛋白和防范中性粒细胞减少症。对于急性出血患者应输注血小板、新鲜冰冻血浆、凝血酶原复合物，必要时补充需要活化Ⅶ因子。重组人血小板生成素（rhTPO）也可在 HLH 治疗期间用于提高血小板计数水平。治疗期间的目标是将血小板计数维持在 50×10^9/L 以上。

第二节　朗格罕细胞组织细胞增生症

朗格罕细胞组织细胞增生症（Langerhans cell histiocytosis，LCH）是一类少见的特殊类型的组织细胞疾病，以朗格罕细胞异常增生后浸润某些组织或器官为特征。该病可见于胎儿至老年各个年龄段，但好发于儿童，疾病进程也有很强的异质性，部分病变可自然消退，同时，部分患者也会有危及生命的严重结局发生。

【诊断标准】

（一）临床表现

LCH 临床表现具高度可变性，临床症状由于受累器官多少和部位的不同差异很大，几乎任何器官均可受累。轻则表现为骨、皮肤、垂体等单一系统病变，重则可表现为有潜在致命风险的多器官受累。最常见的受累器官依次为骨骼（80%），皮肤（33%）和脑垂体（25%），肝脏（15%），脾脏（15%），造血系统（15%）或肺（15%），淋巴结（5%～10%）或中枢神经系统（除垂体以外，2%～4%）。

（二）实验室检查

1. 血象

无特异性改变，多器官受累者常有中度以上贫血，且通常为小细胞低色素性贫血，可能与 LCH 铁失利用有关。合并血液系统受累的患儿可出现白细胞下降和血小板减少，脾脏明显增大者多有全血细胞减低。

2. 生化

肝脏受累时可表现为肝功能不良（高胆红素血症，低白蛋白血症，GGT/碱性磷酸酶（ALP）比值升高，转氨酶增高），除危重症患者外，肾功能、电解质等其他生化指标异常一般较少见。

3. 尿比重及渗透压测定

如尿比重在 1.001～1.005，或尿渗透压＜200mOsm/L，则提示可能有朗格罕细胞浸润累及垂体或下丘脑。

4. 骨髓象

部分病例有骨髓增生低下，可见组织细胞增多。骨髓活检提示 CD1a 阳性和/或 CD207（即 Langerin）阳性。

（三）影像学检查

1. 超声检查

腹部 B 超是了解有无肝、脾浸润最基本的无创检查手段，典型的肝脏浸润者 B 超可提示多发性硬化性胆管炎表现，较大胆管更易受累，同时可出现肝门淋巴结增大。脾受累则主要表现为脏器体积增大，实质回声增强。

2. X 线

是骨损伤鉴别诊断的基本成像方式，在 LCH 诊断和疗效评估中具有重要的意义。

3. CT 检查

胸部高分辨 CT 检查对肺受累诊断意义重大。由于 X 线平片对于颞部、眼眶、下颌和其他颅底骨的受累诊断意义较小，如高度怀疑上述部位受累需行相应的 CT 检查。

4. MRI 检查

在中枢受累（如垂体）的诊断中意义较大。

（四）组织病理检查

最常见的活检部位为皮肤、骨、淋巴结等，典型病理所见光镜下病灶部位可见大量朗格罕细胞浸润，同时还有嗜酸性粒细胞、巨噬细胞和淋巴细胞等不同程度的增生。病程进展后，可呈黄色瘤样或纤维化，可见局灶性坏死、出血，并可见含有含铁血黄素颗粒的巨噬细胞。免疫组织化学染色 S－100 蛋白、CD68、ATP 酶、α－D－甘露糖酶、花生凝集素、CD1a、CD207（Langerin）阳性，电镜下找到具有 Birbeck 颗粒的组织细胞与 CD207 意义相同。病理检查是确诊 LCH 最可靠的依据，尤其是免疫组化 CD1a 和/或 CD207 阳性是诊断本病的“金标准”。

（五）分子生物学检查

BRAF V600E 基因突变检测已成为 LCH 诊断及治疗评估过程中重要的辅助检查项目，该基因位点突变阳性的患者未来有可能使用 BRAF 基因靶向治疗。

（六）疾病分组

根据受累部位的不同将患者分为不同的治疗组。

（1）按受累器官数目分类：分为单器官受累组（single system LCH，SS－LCH）和多器官受累组（multisystem LCH，MS－LCH）。

（2）按是否有危险器官（Risk Organ，RO）受累分类：分为有“危险器官”受累

（RO^+）和无“危险器官”受累（RO^-）。

【治疗原则】

先天性 LCH 或新生儿 LCH 如病变范围局限，有自然消退的可能，但如为多系统合并危险器官受累，则存在相当高的死亡率。在单一非危险器官受累（如皮肤、骨、淋巴结、胸腺、垂体、甲状腺）时，通过局部病灶切除和/或保守治疗多数患者可被治愈，而多系统受累 LCH，尤其是伴有危险器官受累则多为慢性进行性加重，易复发，且经常导致不可逆的后遗症或危及生命。

（一）一线治疗

目前比较公认的治疗 LCH 的一线方案以 HLH－2009 方案为主，以长春花碱联合醋酸泼尼松作为主干药物，维持期 $MSRO^+$组加入 6－巯基嘌呤，总疗程 1 年。

具体方案

（1）初始治疗 1

Pred（醋酸泼尼松）40mg/m^2 口服 4 周，减停 2 周；

VBL（长春花碱）6mg/m^2 静推，每周 1 次，共 6 次；

（2）初始治疗 2

患者经过初始治疗 1 评估为无进展及以上疗效，可直接进入维持治疗，如原有病变进展和/或出现新发病灶则进入初始治疗 2。

Pred 40mg/m^2 口服 3 天，每周 1 次；

VBL 6mg/m^2 静推，每周 1 次，共 6 次；

（3）维持治疗：总疗程 1 年

A 组：SS 组

Pred 40mg/m^2 口服 5 天，每 3 周 1 次；

VBL 6mg/m^2 静推，每 3 周 1 次；

B 组：MS 组

Pred 40mg/m^2 口服 5 天，每 3 周 1 次；

VBL 6mg/m^2 静推，每 3 周 1 次；

6－巯基嘌呤（6－MP）50mg/m^2 口服，每晚睡前 1 次。

（二）二线及补救治疗

对于一线治疗效果不好以及难治复发病人可使用二线方案，目前尚没有统一的二线治疗方案，HS 的 LCH－2009、LCH－S－1998 和 LCH－S－2005 方案均建议克拉屈滨（2CDA）和阿糖胞苷（Ara－c）作为二线治疗的首选药物。

（1）RO^+LCH 的二线方案

对于 $MSRO^+$患者，方案建议大剂量 2CDA（9mg/m^2，5 天）+Ara－c（500mg/m^2，q12h，5 天），每 4 周 1 疗程，连用 4 疗程，之后进入维持。本方案化疗强度大，化疗相关死亡率仍高，临床应谨慎选择。

（2）RO^-LCH 的二线方案

推荐使用小剂量 2CDA（5mg/m^2，3～5 天）+Ara－c（100～150mg/m^2，5 天），每 3～4 周 1 疗程，连用 4～6 疗程，之后进入维持。

（三）靶向治疗

随着 BRAF V600E 基因突变在 LCH 病人中的发现，靶向治疗在 LCH 的治疗中逐渐提上日程。在 LCH 患者中，BRAF V600E 突变与高危特征，永久性损伤，对化疗的短期反应较差等存在相关性，且患者可能受益于靶向治疗。

（四）异基因造血干细胞移植

随着化疗方案的发展以及靶向治疗的出现，需要造血干细胞移植的 LCH 病人越来越少，但若患者存在反复复发，且更换各种化疗方案后效果欠佳，则需考虑进入异基因造血干细胞移植，防止由于疾病时间过长，出现不可逆的多脏器功能损伤，导致造血干细胞移植成功率下降。若骨髓 BRAFV600E 阳性，且靶向药物疗效差或依赖靶向药物，也是进入移植的适应证。血液学受累，同时存在肝脾增大明显，而且化疗效果不好，无靶向治疗适应证，也可考虑早期进入造血干细胞移植。减低强度的预处理移植（RIC－HSCT）可以作为难治/复发高危 LHC 的挽救性治疗。

第二十四章　异基因造血干细胞移植

异基因造血干细胞移植包括异基因骨髓移植、造血干细胞移植和脐带血移植。

【适应证】

异基因造血干细胞移植主要用于治疗白血病，此外也用于治疗其他恶性血液病如骨髓增生异常综合征、非恶性血液疾病如再生障碍性贫血、某些遗传性疾病如地中海贫血等。对于特定的患者，治疗方案选择和是否应该接受移植要结合患者疾病的危险度，患者本身的状况（如年龄）和具备的造血干细胞来源综合考虑。移植适应证不是一成不变的，在目前公认的现有治疗方法中，没有比移植更好的选择时才考虑进行造血干细胞移植，如因为药物治疗 APL 的进展，APL 已经不作为移植的适应证；因为有了伊马提尼，异基因造血干细胞移植已经不作为慢性髓性白血病的一线首选治疗方案，而当疾病进展为加速期或急变期时，在药物准备后还应该积极准备移植，甚至应尽早移植。因为减低预处理方案和非清髓预处理方案的应用，患者的年龄上限也不固定。本章讨论以急性白血病为主。

【移植前准备】

1. 再确认移植适应证

对具有移植适应证的患者，复习全部病史和治疗过程，再确认移植的适应证。了解既往脏器功能和感染情况，确定无严重脏器功能损害、无活动性传染病和活动性感染，并确定无移植的禁忌证。

2. 再次评估原发病确认移植的时机是适当的

患者骨髓细胞检查，免疫分型监测残留白血病，肿瘤标志基因或 WT1 检查；特别注意有无髓外白血病浸润，脑脊液检查，必要时摄片。寻找移植后可以作为微小残留病的指标，如：血型、染色体、融合基因、免疫分型等。

3. 完善组织配型

患者及自愿捐献造血干细胞者进行 HLA 配型，非血缘供者配型以高分辨监测为准，脐带血移植可以采用中分辨的结果，常规移植要求供受者 HLA 完全或大部分相合。配型不合的亲缘供者要通过父母或同胞配型明确为半倍体相合。

4. 选择恰当供者

原则上应首先考虑 HLA 相合的同胞供者，然后可考虑 HLA 相合的非血缘供者、脐带血或配型不合的亲缘供者。当患者不具备配型相合的同胞供者时，供者的选择要和患者充分沟通，根据病情和对移植风险的认知一起做出决定。

5. 移植前患者和供者查体

（1）各系统全面地检查，以下为建议的必查检查项目，如有必要可以增加：

①供者和受者共同项目：血尿便常规，生化全项（包括肝功能、肾功能、血糖）；电解质；凝血分析；肝炎病毒：甲型肝炎病毒（HAV）抗体、乙型肝炎病毒（HBV）抗体、丙型肝炎病毒（HCV）抗体，必要时检测 HBV－DNA 和 HCV－RNA；巨细胞

病毒（CMV）抗体和 EB 病毒（EBV）抗体；HIV 抗体；梅毒螺旋体抗体；育龄妇女尿妊娠反应试验；ECG。

②受者项目：肺功能，腹部 B 超，超声心动（UCG），肺 CT，头颅核磁共振（MRI）。

③供者项目：胸片，供者骨髓检查。

（2）彻底治愈局部感染灶：请相关科室评估并协助清除潜在的感染灶，如：口腔科、五官科、肛肠外科等。

（3）如果采用放疗方案，请放射科医师会诊完成照射前的测量。

6. 患者签字

在充分知情同意的基础上，患者签署书面的移植知情同意书，供者签署造血干细胞捐献知情同意书，患者指定的病情告知委托人签字等同于患者本人签字。不满 18 岁或智障的患者或供者需要监护人签署。

7. 患者及其家属的宣教

移植是一个系统工程，带来希望也充满风险，投入也大，需要患者及其家属的充分配合，应该让患者和家属了解每个步骤和环节的注意事项，以做好各方面的支持和配合。

8. 供者自体循环储血

根据预计的采集骨髓量，储存 400～800ml，4℃储存，供采集骨髓时回输。

【入洁净室后的处理】

口服肠道除菌剂，低菌饮食，药浴，深部静脉置管，开始预处理。

【预处理】

（一）常规预处理方案

最常应用两种：全身照射+环磷酰胺方案（TBI/Cy）和马利兰/环磷酰胺方案（BuCy）。根据患者的情况和各单位的经验，可以分次全身照射或加用其他的化疗药物。

（二）预处理方案的实施

（1）全身放射或分次放射前，禁食，静脉注射地塞米松 5mg，预防用中枢性止吐药物如恩丹西酮，根据需要还可以重复应用，适当补液。

（2）化疗前给予预防性中枢止吐药，根据需要可以重复。应用大剂量环磷酰胺前后和用药过程中，充分水化碱化并强行利尿。环磷酰胺加入 100～250ml 液体中，30～60 分钟注入，用美司钠中和环磷酰胺的代谢产物丙烯醛，用量为环磷酰胺的 100%～160%，分 3 次静脉注射，在环磷酰胺 0，4，8 小时应用。环磷酰胺之前 4 小时开始补液，补液 3000ml/（m^2·24h），用碳酸氢钠碱化尿液，使尿 pH 值在 7 以上。用马利兰之前口服苯妥英钠预防药物性癫痫发作。

（3）预处理期间的监测：记录出入量，保持出入量平衡；监测肝肾功能、电解质，每 2～3 天检查一次；大剂量化疗时最好做持续心电监测，必要时做心电图。用 ATG 时最好检测血压。

【骨髓采集\处理及回输】

（一）骨髓的采集

麻醉方式可以为持续硬膜外或腰麻或全麻。采集的部位根据采集量的多少可以仅采集髂后上棘，或髂前和髂后均采集，应多点多部位尽量分散部位穿刺，每次不宜抽取太多，以免骨髓稀释。采集量视移植方式（骨髓移植或骨髓加外周血干细胞移植）而异，一般为 700～1000ml，有核细胞约 3×10^8/kg（患者体重）。并采用肝素或 ACD 抗凝。采集过程中回输供者自己储备的血。采集物单个核细胞计数，并送 CD34 计数，干细胞培养。

（二）骨髓的处理

供者和患者血型不合时应该去除骨髓中的红细胞或血浆后再输注，否则可以导致严重溶血。ABO 血型主要不合时，采集后的骨髓血可以采用羟乙基淀粉沉降红细胞。ABO 小不合时，监测血型抗体，当抗体效价＞1:256 时，可以离心去除部分或全部血浆。

（三）骨髓回输

采集后的骨髓尽早输给患者，如果遇到异地取髓或骨髓需要处理的情况，也要争取在骨髓离体后 12～24 小时内输入。输前给予地塞米松 3～5mg，肝素用量较多时酌情予鱼精蛋白中和，ACD 用量多时可以静脉补钙。

（四）外周血干细胞的动员和采集

供者皮下注射 G－CSF，通常用 5～10μg/（kg·d），分 1～2 次应用，连续 4～6 天；血细胞分离机采集，G－CSF 应用后 4～6d 采集，每次循环血量为体内总液量的 2～3 倍，采集的单个核细胞为（4～5）$\times10^8$/kg 以上。

【干细胞回输后的处理方法】

（一）检查

（1）血象：中性粒细胞连续 3 天大于 0.5×10^9/L，为植活；从预处理开始到植活的期间每天监测血象，植活后根据是否需要输注血小板每隔 1～3 天检查血象；每周 2 次肝肾功能和电解质，需要时可以增加；每周一次尿便常规，当有感染症状时作相应部位的培养；发热时，取血培养连续两次，并检查插管处、肛周及口腔，行咽、痰、尿、便培养。血流感染的患者在用抗生素 72 小时后重复做血培养。

（2）骨髓穿刺：移植后 1 个月，2 个月，3 个月，6 个月和 12 个月行骨髓穿刺检查，了解白血病残留的水平和供者植入的情况。

（3）CSA 监测：应用 CSA 4～5 天后查血药浓度，每周 1 次，根据结果调整用量，使浓度维持在 150～250ng/L；根据病情酌情延长间隔。

（4）植活标志检查：移植后 1 个月，送细胞遗传学，HLA，指纹图检查，每周监测血型抗体滴度，以了解血型的转变情况和输血的血型。

（5）血 CMV 检测，如果有条件检测 EBV－DNA。

（6）其他检查根据病情需要。

（二）支持疗法

（1）血小板低于（15～20）$\times10^9$/L 或有出血倾向时，输注血小板；血红蛋白低于 60g/L 或贫血症状明显时，输压积红细胞。所有血制品需要辐照。

（2）注意水电解质平衡。

（3）静脉补营养：在患者不能进食期间，补充复方氨基酸，脂肪乳剂和各种维生素，并补充足够的热卡。

（4）其他对症治疗措施：腹胀时不建议用胃肠动力药物，发热时不建议用解热止痛药物。

（三）并发症防治

严格无菌处理，全面详细的体格检查，及时发现问题，结合试验室结果，予以相应治疗。

1. 感染

口服肠道消毒剂，体温大于 38℃时，根据药敏及经验治疗予以抗生素治疗，在粒细胞缺乏期间的感染要尽早采用广谱的强效的抗生素进行经验治疗，首选碳青霉烯类抗生素或头孢吡肟加氨基糖苷类；48～72 小时无效加用针对 MRSA/MRSE 的糖肽类抗生素；72～96 小时无效加用抗真菌药物，可以选用伊曲康唑、两性霉素 B、伏立康唑中的一种，如卡伯芬净或米卡芬净。在经验性治疗的同时，要注意寻找感染源和感染灶，根据临床提示选择 CT 检查或核磁共振检查的部位，检查 ESR，CRP，G/GM 试验，一旦确定病原菌，调整为针对性治疗，如果血流感染，应该复查血培养以明确病原菌是否清除，还应注意有无迁徙性感染病灶，最好做超声心动和腹部 B 超。如果怀疑深静脉导管感染，抗生素疗效不佳，或培养为 MRSA/MRSE 或真菌时往往需要拔除插管。

2. 急性移植物抗宿主病（GVHD）

（1）预防：一般用短程 MTX/CSA/±MMF。CSA 静脉滴注，Q12h，每次滴注时间不短于 2 小时，胃肠道症状消失后改为口服，浓度 150～250ng/L。短程 MTX，一般+1，+3，+6 或+11，MTX，15mg/m^2，之后 10mg/m^2。MMF 一般为小剂量，植活后停用。移植后 CSA 预防 GVHD 的疗程一般为移植后 6 个月，配型不合的亲缘供者移植延长至移植后 9～12 个月，如果是高危患者酌情缩短疗程，SAA 患者服 CSA 时间延长至 12 个月。CSA 减停的速度大约为每周 25mg。当肝肾功能同时异常或肾功能异常，药物毒性的可能大，需要减量。

（2）一旦诊断为急性 GVHD，需要明确累积的器官和程度及 GVHD 的级别。一线治疗为甲基泼尼松龙 1～2mg/kg，分 2 次静脉应用，病情控制后减停。如果疗效不满意或激素依赖，加用抗 Tac 抗体。充分规范的抗 GVHD 措施疗效不满意时要注意鉴别诊断。

3. 静脉阻塞性疾病

VOD 的预防一般采用前列腺 E1 或小剂量肝素持续静点。

4. 间质性肺炎的预防和治疗

（1）预防：预处理期间应用可以用 DHPG 短时间预防，移植后定期常规监测，如果检测为阳性进行抢先治疗。大蒜素注射液静脉点滴。

（2）治疗：CMV 血症采用 DHPG 或磷甲酸钠治疗，病毒检测连续两次阴性后停用；如果为 CMV 病，足量抗病毒药物诱导治疗 2～3 周，以后维持半量或每周 5 天维持治疗 2～4 周。可以加用丙种球蛋白。

5. 慢性 GVHD 的诊断和治疗

发生在 100 天后的 GVHD 称为慢性 GVHD，要明确累积的组织和程度，分为局限和广泛，后者有轻、中、重之分。治疗采用皮质激素加环孢素或普乐克复，二线治疗药物：MMF，依木兰、MTX，青霉胺，沙利度胺等。

第二十五章　自体造血干细胞移植

【适应证】

主要用于多发性骨髓瘤、淋巴瘤以及部分具有预后良好核型的急性白血病（如 ETO（+）AML－M2，M4eo）患者，也可以用于某些严重的自身免疫性疾病等非恶性疾病。对于无适当异体供者或不适合异基因造血干细胞移植的血液恶性肿瘤或其他肿瘤患者，经过综合评估预计自体移植优于当前化疗等治疗的情况，也可以考虑行自体造血干细胞移植。

【移植前准备】

1. 再次确认诊断，明确是否具有移植适应证

对具有移植适应证的患者，复习全部病史和治疗过程。了解既往脏器功能和感染情况，确定无严重脏器功能损害（原发病所致脏器功能损害除外）、无活动性传染病和活动性感染，并确定无移植的禁忌证。

2. 再次评估原发病，确认移植的时机是适当的

原发病相关评估，包括肿瘤累及部位的影像学检查（如淋巴结、以及结外受累部位），如有条件可以行 PET/CT；如累及骨髓需完善骨髓细胞检查，免疫残留，肿瘤相关标志基因等；骨髓瘤患者还需完善血尿 M 蛋白等相关血清学检查。

3. 再次确认已采集（或已冻存）的自体干细胞数量是否符合移植要求。

4. 移植前完善相关查体及检查

建议包括以下，如有必要可以增加。

（1）各系统全面地体检。

（2）评估患者体能状态。

（3）血、尿、便常规，生化全项（包括肝功能、肾功能、血糖）；电解质；凝血分析；肝炎病毒：甲型肝炎病毒（HAV）抗体、乙型肝炎病毒（HBV）抗体、丙型肝炎病毒（HCV）抗体，必要时检测 HBV－DNA 和 HCV－RNA、戊型肝炎抗体；巨细胞病毒（CMV）抗体和 EB 病毒（EBV）抗体；HIV 抗体；梅毒螺旋体抗体；育龄妇女尿妊娠反应试验；ECG。EB 病毒相关肿瘤增加 EBV－DNA。

（4）肺功能，腹部 B 超，超声心动（UCG），肺 CT，头颅核磁共振（MRI）或者 CT。

（5）彻底治愈局部感染灶：请相关科室评估并协助清除潜在的感染灶，如：口腔科、五官科、肛肠外科等。

（6）伴随基础疾病相关检查，可寻求相关专科进行评估。

（7）如果采用放疗方案，请放疗科医师会诊完成相关评估及测量。

5. 患者签字

在充分知情同意的基础上，签署书面的移植知情同意书，患者指定的病情告知委托人签字等同于患者本人签字。不满 18 岁或智障的患者需要监护人签署。

6. 患者及其家属的宣教

自体移植是一项高治疗强度、高风险的治疗，需要患者及其家属详细了解每个步骤和环节的注意事项，予以充分支持和配合。

【自体干细胞采集】

目前绝大多数中心均采用外周血干细胞移植，自体骨髓移植已很少采用，自体骨髓采集的具体办法可参见异基因骨髓移植部分。

自体外周血干细胞采集和动员

（1）动员的时机：多发性骨髓瘤及淋巴瘤患者经过3～4疗程治疗，疾病控制，即可进行动员。急性白血病患者需经过诱导化疗达到完全缓解并经巩固强化，白血病的相关标志转阴后进行干细胞动员。

（2）动员方案：化学治疗联合细胞因子是最常应用的动员方案，适用于肿瘤及白血病患者。可采用有效的化疗方案如 CHOP 等联合化疗方案，也可应用环磷酰胺，阿糖胞苷等单药化疗，同时应用 G－CSF（5～10）μg/kg 皮下注射。也可以单独应用 G－CSF（5～10）μg/kg 动员，可以避免骨髓抑制及感染等，但动员效果往往不及化疗联合 G－CSF。

（3）采集时机：采用化疗方案动员的患者一般在白细胞达到 4×10^9/L，血小板升至 ≥50×10^9/kg 时开始采集。单独采用 G－CSF 动员的患者，一般于应用 G－CSF 的第5天开始采集。单次采集的循环血量为10～15L（一般150ml/kg，或者患者总血量的2～3倍）。采集前需要建立流入及流出静脉通路，保证循环血流速。

（4）干细胞阈值：通常单次移植所需要的最低阈值为：单个核细胞数≥（6～8）$\times10^8$/kg，$CD34^+$细胞≥2×10^6/kg，CFU－GM≥2×10^5/kg。建议 $CD34^+$细胞数达到（4～6）$\times10^6$/kg 比较理想。对于恶性疾病建议监测干细胞采集物中肿瘤相关标志。

【干细胞的保存】

1. 非冷冻保持

不需要特殊设备，适合骨髓或者外周血干细胞的短期保存，可直接置于常温或40℃冰箱保存，应用时直接回输。随时间延长，骨髓或者外周血干细胞的 CFU－GM 回收率下降，因此建议48小时内应用，一般不超过72小时。

2. 低温保存

将采集的骨髓或外周血干细胞去除不能保存的成熟血细胞后，加入细胞冻存保护剂，置于低温条件，可长期保存。常用的细胞保护剂包括二甲亚砜（DMSO）、羟乙基淀粉、葡聚糖、白蛋白等。DMSO 有较好的保存效果，与细胞混合后，使 DMSO 终浓度为10%，然后将细胞液分装到无菌的耐超低温的血液冻存袋中，每袋100ml，经程序降温至－80℃，再投入液氮（－196℃）保存。亦可直接置于－80℃低温冰箱保存。细胞使用时，在40℃水浴中解冻后立即静脉回输即可。

【患者预处理及移植期间相关注意事项】

不同疾病的预处理方案可采用不同有效药物组合。如多发性骨髓瘤最常应用高剂量马法兰作为预处理方案，也可以选择 CBV 方案。淋巴瘤患者以 BEAM 方案最为常用，也可以选择 CBV 或 TBI/CY，还可以在此基础上联合单克隆抗体等。白血病患者预处理方案以 BU/CY 方案、TBI/CY 方案最为常用，具体参见异基因造血干细胞移植。自身免疫性疾病的预处理方案有多种选择，除上述 BU/CY、TBI/CY、BEAM 方案以外，还有 CY±ATG，CY/FLU 或者联合阿伦单抗等方案，目前并无统一推荐。

自体移植期间需定期行体格检查，结合血象、肝肾功能等实验室检查，及时发现问题，予以相应治疗。在骨髓抑制期严格无菌操作、加强感染的预防、必要的输血支持，以及保持水电平衡、补充足够的热卡等，必要时可以予静脉营养支持。具体可参见异基因造血干细胞移植部分。

第二十六章　治疗性血液成分单采及成分输血

第一节　治疗性血液成分单采

【适应证】

（一）细胞单采

（1）红细胞单采：适用于真性红细胞增多症。

（2）粒细胞单采：适用于各类高白细胞型白血病患者；为严重感染患者捐献中性粒细胞的供者。

（3）血小板单采适用于原发性或继发性血小板增多症患者或成分血小板捐献者。

（4）外周血干细胞单采：适用于自体造血干细胞移植患者、异基因外周血造血干细胞移植供者、移植后供者淋巴细胞输注等。

（5）淋巴细胞单采：适用于移植后供者淋巴细胞输注、供者 NK 细胞输注、病毒特异性 CTL 或 CART 制备等一些细胞治疗的情况。

（二）血浆置换

（1）去除单克隆免疫球蛋白：巨球蛋白血症，适于多发性骨髓瘤伴高黏滞综合征等的情况。

（2）去除同种抗体：如输血后紫癜，Ⅷ因子抗体等。

（3）去除自身抗体：如免疫性血小板减少性紫癜、自身免疫性溶血性贫血、急性纯红细胞再生障碍性贫血、重症肌无力、红斑狼疮等。

（4）其他：如血栓性血小板减少性紫癜、血栓性微血管病。

【病例选择注意点】

因无绝对禁忌证，而选择本疗法的患者大多为常规治疗无效者，病情较重，对治疗过程应予特别关注。对血浆过敏、对枸橼酸代谢紊乱者应慎用本疗法，年龄偏大，心功能差或有休克倾向者，特别要注意出入量的平衡。对于健康供者捐献成分血之前应按要求完成常规体检。

【操作注意事项】

（1）完成采集前准备工作：病毒检测：乙肝、抗 HCV 抗体、抗 HIV 抗体、梅毒抗体、肝功能；血型：ABO 血型+Rh 血型，必要时查特殊血型；签署成分采血知情同意书。

（2）治疗过程应在医务人员监测下进行，以便及时发现过敏反应予以治疗。除了按电脑显示出入量外，操作者还要按出入量复核，确保循环量恒定。

（3）血浆置换冷凝集素综合征时，置换应用 5%白蛋白，并注意保暖，以防补体在低温下造成大量红细胞凝集。血浆置换治疗 TTP 时，置换液应该用同型冰冻新鲜血浆或新鲜血浆，不宜用代血浆。血浆置换的估算公式为：体重（kg）×0.07×（1－血细胞比容）=置换量（L）。如贫血严重，血红蛋白低于 60g/L，宜先用 400～600ml 全血先行置换，以免置换过程中加重贫血，增加血容量负荷。

（3）治疗性白细胞单采和血小板单采的量一般为 1.5 倍血容量。为达到疗效，单采每周 2～3 次，持续数周。当接近正常时，单采次数逐渐减少。红细胞单采治疗真性红细胞增多症时，每采集 200ml 压缩红细胞可降低 10g/L 血红蛋白。一般估计血红蛋白降至 140g/L 即可。在单采红细胞时，应按红细胞采出率回输 6%羟乙基淀粉，以保持患者血容量恒定。采集干细胞循环血量每次为 10 000～14 000ml。

（4）为避免重要药物丢失，治疗性单采后有关药物应予补充，例如长期使用激素者，要补充激素。

（5）供者或无关捐献者采集成分血的量根据临床血液决定。

（6）采血记录在病历中（包括：采集时间，血制品种类及数量，目的）。

【并发症】

1. 低血钙

患者发生手、口唇周围麻木，提示低血钙，可予 10%葡萄糖酸钙静注，也可以减慢采血速度来控制症状。

2. 过敏反应

（1）出现荨麻疹提示对血浆过敏，可予 10%葡萄糖酸钙静注，地塞米松静注。更换输入的血浆，必要时暂停，待反应过后再继续。

（2）如果患者颈部出现荨麻疹，对话时出现声音嘶哑，提示喉头水肿，应立即停止治疗，给予肾上腺素和肾上腺皮质激素治疗。出现呼吸困难，应行气管切开。

（3）如出现哮喘、腹痛、腹泻、表情淡漠、血压下降提示过敏性休克，应立即停止治疗，迅速抗休克治疗。

【检查】

治疗性血液单采前后，应重复血象及相应疾病的各项检查以判断疗效。供者或无关捐献者采集成分血后复查血象。

第二节　成分输血

【适应证】

（一）输注血小板指征

（1）临床有出血倾向或者出血不止；

（2）外周血 PLT≤15×10^9/L；

（3）拟行内镜检察（支气管镜、结肠镜、胃镜）或相关操作（胸穿、腰穿、腹穿、肺及肝活检）前。输注血小板界值根据相关科室常规而定。

（二）输注红细胞指征

（1）Hb≤70g/L；

（2）临床有贫血症状者；

（3）临床上有出血或者继续出血者。

若临床怀疑溶血者，最好输注洗涤红细胞；若单纯提高血红蛋白吸氧功能，输注压积红细胞；若临床存在大出血（消化道出血、严重出血性膀胱炎），最好输注新鲜全血。

（三）输注血浆及其衍生物的指征

（1）纠正先天或后天的凝血因子缺乏；

（2）严重肝病导致凝血功能异常时；

（3）TTP 或 TMA 时血浆交换治疗；

（4）严重 DIC 时；

（5）大量输血导致的稀释性凝血异常。

（四）输注中性粒细胞指征

粒细胞缺乏患者重症感染药物治疗效果不佳的患者。

（五）供者淋巴细胞输注指征

针对移植后恶性血液病复发所做的预防和治疗；CMV 或/和 EBV 感染抗病毒药物疗效欠佳或不耐受的异基因移植患者。

【病例选择注意点】

（1）红细胞输注遵循同型血输注优先，并符合血库交叉配血不凝的原则：当供受者血型不合在血型转换期间病人需要输血时，按照一周内血型约同型血制品，采用新鲜血样配血，要符合血库的交叉配血原则。血型转化过程中，遇到配血困难的情况，红细胞采用“O”型压积红细胞或洗涤红细胞，直至针对供者抗体转阴，然后予以供者血型；

（2）血小板输注遵循同型血小板优先的原则，如遇供受者血型不同在血型转化期采用受者型血小板，直至转化成供者型且针对供者抗体转阴，或 AB 型血小板。

（3）如果有条件，所输的红细胞和血小板最好经过辐照，异基因 HSCT 患者，自预处理开始，所输血小板和红细胞和新鲜血浆必须经辐照；自体 HSCT 患者，采集前 7 天至 HSCT 后 3 个月输注的血小板和红细胞需要辐照。

（4）新鲜血浆或新鲜冰冻血浆输注遵循同型血浆优先选择的原则，如果没有同型血浆可以选择 AB 型血浆，异基因移植患者输注新鲜血浆需要辐照意见不一。

（5）一般选用 10%葡萄糖酸钙预防过敏反应，如有特殊情况可予以激素。

【操作注意事项】

（1）完成输血准备：感染相关检测：乙肝 2、抗 HCV 抗体、抗 HIV 抗体、梅毒抗体、肝功能；确认血型：ABO 血型+Rh 血型，必要时查特殊血型；签署输血知情同意书。

（2）掌握成分血输注指征，根据患者年龄、心脏功能情况和出血情况控制或提高输血速度，输注过程中主要观察患者有无不适。

（3）每次输血后在病历中完成输血记录（内容包括：输血时间，输血指征，血制品种类及数量，输血过程中病人情况）。

【并发症】

常见的输血相关合并症

（1）围输血期发热，常见原因：①溶血性输血反应；②非溶血性发热输血反应；③过敏反应；④细菌或其他病原微生物污染。

（2）围输血期呼吸困难，常见原因：①过敏反应；②输血相关的急性肺损伤；③微聚体引起的肺栓塞；④急性心功能不全。

（3）其他输血相关合并症：①出血倾向；②枸橼酸中毒；③高钾血症；④输血后移植物抗宿主病。

输血常见合并症的预防及处理

（1）围输血期需要观察的指标：①观察体温、心率、血压等生命指征；②观察皮疹、尿量、尿色；③询问病人是否有呼吸困难、心悸、腰痛、寒战等症状。

（2）及时发现溶血反应：①即刻停止输血，核对血型标签，保留血袋，上报科室；②识别休克及抗休克治疗；③水化碱化以保护肾脏；④必要时采用肝素预防 DIC；⑤严重溶血可以进行血浆置换。

（3）非溶血性发热输血反应的防治：①视具体情况，如果发热反应严重或反复出现可使用白细胞过滤器；②使用肾上腺皮质激素预防或治疗非溶血性发热输血反应。

（4） 过敏反应：抗组胺药，有过敏性休克时立即抢救休克并给予肾上腺素及肾上腺糖皮质激素。

【检查】

输注成分血或血制品后观察患者有无异常并做相应指标复查以评价输注效果。